医賸

皇汉医学精华书系

[日] 丹波元简 ◎ 著

马梅青　王明亮　田冬华　田思胜 ◎ 校注

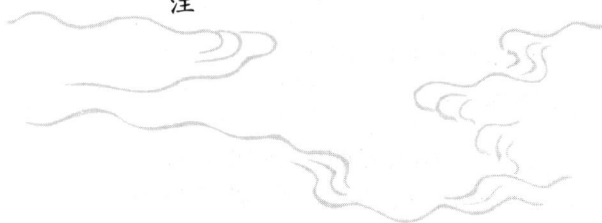

中国健康传媒集团
中国医药科技出版社

内容提要

　　《医賸》是丹波元简的笔记心得编纂而成，共上、中、下三卷，后附考正六论。全书记其平素心得，针对中医中极少见的其一问题，列为专题，深入考究，辨析解惑，其间又多以发挥以补缺，理清了许多医学中不清晰的问题。全书简要切用，极有价值，深受中日两国学界好评。

图书在版编目（CIP）数据

　　医賸 /（日）丹波元简著；马梅青，王明亮，田冬华，田思胜校注 . — 北京：中国医药科技出版社，2019.9

　　（皇汉医学精华书系）

　　ISBN 978-7-5214-1122-5

　　Ⅰ . ①医…　Ⅱ . ①丹…　②马…　③王…　④田…　⑤田…　Ⅲ . ①医论　Ⅳ . ① R2-53

　　中国版本图书馆 CIP 数据核字（2019）第 072887 号

美术编辑　　陈君杞
版式设计　　也　在

出版　**中国健康传媒集团** ｜ 中国医药科技出版社
地址　北京市海淀区文慧园北路甲 22 号
邮编　100082
电话　发行：010 - 62227427　邮购：010 - 62236938
网址　www.cmstp.com
规格　710 × 1000mm $\frac{1}{16}$
印张　6 $\frac{1}{4}$
字数　94 千字
版次　2019 年 9 月第 1 版
印次　2024 年 3 月第 2 次印刷
印刷　大厂回族自治县彩虹印刷有限公司
经销　全国各地新华书店
书号　ISBN 978-7-5214-1122-5
定价　**20.00 元**

获取新书信息、投稿、为图书纠错，请扫码联系我们。

❦ 丛书编委会 ❧

前　言

　　中医学博大精深，源远流长，不仅为中华民族的繁衍昌盛做出了巨大贡献，同时远播海外，对世界医学的发展影响极大。

　　中国与日本是一衣带水的邻邦，中医学对日本的影响尤其重大。早在秦朝中医药文化就已经传播到了日本，《后汉书》载徐福等上书言海中有三神山，于是秦始皇遣"福入海求仙"而达日本。相传徐福通医术，精采药和炼丹，被日本人尊为"司药神"。南北朝时期，吴人知聪携《明堂图》共一百六十四卷到日本，对日本汉方医学的发展产生了重要影响，之后出现了一些著名的医家和医著，形成了早期的汉方医学。隋唐时期，日本派往中国的遣隋使、遣唐使学习佛法、政治与文化，同时也把中国的中医药书籍如《四海类聚方》《诸病源候论》等带回了日本。日本大宝年间，天皇颁布"大宝令"，采纳唐制设置医事制度、医学教育、医官等，并将《针灸甲乙经》《脉经》《小品方》《集验方》《素问》《针经》《明堂》《脉诀》等列入医生学习必修书目，仿效中医。除此之外，还邀请中国高僧鉴真东渡日本，传律讲经，传授中医药知识和药材鉴别方法等。自此，日本朝野上下，重视中医，出现了许多以研究中医学而著称的学者。公元984年，日本医学界产生了一部极为重要的著作，即丹波康赖撰写的《医心方》，主要从我国中医经典医籍中摘要精华内容，经改编后用日文出版，成为中日医药交流一大成果，影响日本医学界近百年。金元时期，中国出现了金元四大家，形成了著名的学术流派，同样在日本也形成了三大流派。日本医家田代三喜留华12年，专攻李杲、丹溪之学，回国后成立了"丹溪学社"，奉丹溪翁为医中之圣，后传其学至弟子曲直濑道三，曲直濑道三以朱丹溪理论为核心，汇入个人经验形成独自的医学体系"后世派"。明代初期，《仲景全书》和宋版《伤寒论》在日本出版，引起了很大轰动，许多医家热衷研究和学习《伤寒论》，加之当时儒教盛行，国学复古思潮高涨，与此相应也出现了提倡医学应复归于古代中国医学根本的呼声。结合当时中国在中医研究方面注重《伤寒论》的情况，伊藤仁斋等认为《伤寒论》是医学的原点，主张复古，从张仲景《伤寒论》原点研究《伤寒论》，之后形成了以吉益东洞为代表的"古方派"。此时期，荷兰医学在日本开始盛行，采用汉方医学与荷兰医学折衷方法行医的医家逐渐增多，出现了《解体新书》等西洋医学与汉方医学结合的著作，形成了"折衷派"。

　　古方派重视中国古典医学著作如《黄帝内经》《神农本草经》《伤寒杂病论》，

其中尤为推崇张仲景所著的《伤寒论》与《金匮要略》，奉张仲景的著作为圭臬。主张医方亦应回归到医学的真正古典，亦即东汉时代《伤寒杂病论》为主的观点，树立以《伤寒论》为中心的医学体系作为目标，用《伤寒论》中的独自法则来解释《伤寒论》。认为《伤寒论》113方中的绝大多数方剂适合于临床应用，其治疗理论应当分型证治，由此奠定了汉方医学重视实证治疗并崇尚古典经方应用的基础。

正是在这种风气下，吉益东洞从《伤寒论》原点出发，针对《伤寒论》和《金匮要略》中的方药设计了一套特定处方对应特定证候的"方证相对"医疗方案，并重新整理拆解《伤寒论》和《金匮要略》。选用二书220首方剂，采取"以类聚方"，重新编排，集原书各篇中方剂应用、辨证立法条文列于该方之后，后附作者的考证及按语，解释原文中症状特点和方证内涵，编写了《类聚方》一书。同时，他对《伤寒论》《金匮要略》中常用54种药物进行研究，每品分考征、互考、辨流、品考四项，"指仲景之证，以征其用；辨诸氏之说，以明其误"，主张"万病一毒"，认为用药治病是以毒攻毒，进而撰成《药征》一书。

清代乾嘉时期朴学兴起，考据之风盛行。此风传入日本后，各地文运大兴，风靡日本儒医两界。江户儒家山本北山、大田锦城、龟田鹏斋等建立了日本考证学派。作为山本北山学生的丹波元简与其子丹波元胤、丹波元坚，亦深受儒家思想的熏陶。在儒家重现实、重人文传统的影响下，丹波元简父子重视清儒与医家著作的研究。他们兼通医儒，上承家学，旁通中国经史小学，秉承清儒的治学态度，借鉴清儒的治学方法，参考和引用中国历代医家的研究成果，客观真实，撰成如《伤寒论辑义》《金匮玉函要略辑义》《脉学辑要》《素问识》《灵枢识》《医賸》《救急选方》《伤寒论述义》《金匮玉函要略述义》等著作，集众家之长于一炉，驳误纠讹，分明泾渭，发前人所未发。又参稽相关的医籍文献，持之以医理，征之以事实，旁征博引，穷源竟委，廓清了一批聚讼纷纭的问题。其严谨文献考证学态度，深受中日两国学界好评。

《皇汉医学精华书系》选取吉益东洞、丹波元简父子、汤本求真等古方派医家中的精华医著，进行校注整理，付梓刊印，以期为广大读者呈现日本古方派医家研究以《伤寒论》为代表的医著精华。

由于水平有限，虽几经努力，但选书校注等定会存在不足之处，恳请读者不吝赐教，批评指正。

田思胜
2019年8月于山东中医药大学

校注说明

丹波元简（1755～1810年）是丹波元德之子，字廉夫，号桂山，日本著名的汉医学家，又枥窗，擢侍医，叙法眼，兼医学教谕。师事山本北山、井上金峨等，又得其父元德之庭训，对中医经典著作熟读心传，精于考证，著述宏富，代表性著作有《伤寒论辑义》《金匮要略辑义》《脉学辑要》《素问识》《灵枢识》《医賸》《救急选方》等。

《医賸》是丹波元简的笔记心得编纂而成，共上、中、下三卷，后附考正六论。全书记其平素心得，针对中医中极少见的其一问题，列为专题，深入考究，辨析解惑，其间又多以发挥以补缺，理清了许多医学中不清晰的问题。全书简要切用，极有价值，深受中日两国学界好评。现存主要版本有清光绪10年（1884年）杨守敬据日本聿修堂刻本重印本，1957年人民卫生出版社据《皇汉医学丛书》版重印本。

本次点校以清光绪10年（1884年）杨守敬据日本聿修堂刻本重印本为底本，参考《皇汉医学丛书》等本，整理点校。本次校注我们作了以下调整。

1. 书为竖排繁体，现改为横排简体。异体字、古体字、通假字等均改为现行通用简化字，不出校。原本因竖排所用"右"字，现因改为横排，全改为"上"字，不出校。

2. 对底本中明显的错字、"己""已"不分、"按""案"混用的字，均予以校正，不出校注。对底本中明确是错讹、脱漏、衍文、倒置处，予以校正，出校记说明。

3. 对底本与校本互异，若难以判断是非或两义皆通者，则不改原文，而出校记并存，或酌情表示有倾向性意见；若属一般性虚词而无损文义者，或底本无误而显系校本讹误者，一般不予处理。若底本与校本虽同，但原文却有误者，予以勘正，并出校说明理由；若怀疑有误而不能肯定者，不改原文，只在校注中说明。

4. 文中引用书名，作简称全称对照附于书末。

由于水平所限，不足之处在所难免，还望专家不吝指正。

校注者

2019年5月

目 录

卷 上

卷 中

卷　下

卷 上

神农尝药

《孟子》载，为神农言者许行，而不言及医药。神农尝百草制医药，世多引《淮南子》为证，余尝考《淮南》文，殊不然矣。曰：古者民茹草饮水，采树木之实，食赢蠬①之肉，时多疾病毒伤之害。于是神农乃教民播种五谷，相土地宜燥湿、肥硗②、高下，尝百草之滋味，水泉之甘苦，令民知所避就。当此之时，一日而遇七十毒，此其尝百草，为别民之可食者，而非定医药也。乃神农之所以称农也，《陆贾新语》曰：民人食肉饮血，衣皮毛，至神农以为行虫走兽难以养民，乃求可食之物，尝百草之实，察酸苦之味，教民食五谷，亦可以证矣。而其云神农定百药者，昉③见世本《太平御览》引，而郑玄《周礼注》神农子仪之术，盖其说之来尚矣。而《孔丛子》云伏羲尝味百药，乃在神农之前。杨朱云：五帝之事，如觉如梦。矧于三皇之事，要之不可知，亦不可穷而已。及读刘青田《医说》曰：天地辟而人生蠢蠢焉，圣人出而后异于物，于是垂衣裳，造书契，作为舟车、网罟、弧矢、杵臼之器，载在《易经》，不可诬也。凡可以前民用者，圣人无不为之，而况于医乎！辨阴阳于毫毛，决死生于分寸，其用心之难，又岂直舟车、网罟、弧矢、杵臼而已哉！吾固有以知其作于神农黄帝无疑也，此言极是。《芸窗私志》至谓神农闻兽语而知药，怪诞极矣。

先天后天

先天后天，在《易》则不过论大人之德矣。而干宝《周礼注》云：伏羲

---

① 赢蠬：赢通"螺"，蠬通"蚌"，合为螺蚌之意。
② 硗：土地坚硬不肥沃。
③ 昉：起始。

之易小成，为先天；神农之易中成，为中天；黄帝之易大成，为后天，似无谓焉。迨至宋儒，以伏羲之易为先天，以文王之易为后天，遂作之图，最无谓也。元明以来，医家亦立元气先后天之目，牵强殊甚，然其理则固有焉。《经》云：真气者所受于天，与谷气并而充身也。

三阴三阳

太少阴阳，原是四时之称。董仲舒云：春者少阳之选也，夏者太阳之选也，秋者少阴之选也，冬者太阴之选也。《易·乾凿度》云：易始于太极，太极分而为二，故生天地。天地有春秋夏冬之节，故生四时。虞翻解易则云：四象，四时也。而后世说易者，专用此论蓍策之数矣。以阳明厥阴，合称三阴三阳者，医家之言也。《灵枢》云：两阴交尽，故曰厥阴。王冰注《素问》云：厥，尽也。按：厥，蹷同。《汉·食货志》师古注：蹷，尽竭也。又按：《晏子》云，阴水厥，阳冰厚五寸。厥字，盖与此同义也。两阳合于前，故曰阳明。而后世运气家，强以此为天之六气矣。

《内经》之文似诸书

余尝著《素问解题》一篇，论其为汉人之作，证以前贤之数说，顷刀圭之暇，翻译子史，文间有与此相似，古人虽不必剽袭，然足观时世之所以令然。兹举其一二，以证非典谟以前之笔矣。《上古天真论》云：美其食，任其服，乐其俗。《老子》八十章云：甘其食，美其服，安其居，乐其俗。又云：以酒为浆。《汉书·鲍宣传》：浆酒藿肉。《四气调神论》云：渴而穿井，斗而铸兵。《晏子春秋》云：临难而遽铸兵，噎而遽掘井。《阴阳应象大论》云：因其轻而扬之，因其重而减之，因其衰而彰之。《吕氏春秋·尽数篇》云：精气之来也，因轻而扬之，因走而行之，因美而良之。《阴阳别论》云：一阴一阳结，谓之喉痹。《春秋繁露》云：阴阳之动，使人足病喉痹。《六节藏象论》云：立端于始，表正于中，推余于终，而天度毕矣。文元年《左传》云：先王之正时也，履端于始，举正于中，归余于终。又云：草生五色，五色之变，不可胜视。草生五味，五味之美，不可胜极。《孙子·兵势篇》云：声不过五，五声之变，不可胜听也。色不过五，五色之变，不可胜观也。味不过五，五味之变，不可胜尝也。此语又见《文子》。《脉要精微论》云：阴胜则梦涉大水恐惧，阳盛则梦大火燔灼，阴阳俱盛则梦相杀毁伤。上盛则梦飞，下盛则梦随，甚饱则梦与，甚饥则梦取。《列子·穆王篇》云：阴气壮则梦涉大水而恐惧，阳气壮则梦涉大火而燔炳，阴阳俱盛则梦生杀。甚饱则梦与，甚饥则梦取。《气穴论》云：发蒙解惑，未足以论也。枚乘《七发》云：发蒙解惑，未足以言也。《营卫生会篇》云：上焦如雾，中焦如沤，下焦如渎。《白虎通》引《礼运记》云：上焦如窍，中焦如编，下焦如渎。《本神篇》云：生之来谓之精，两精相搏谓之神，随神往来者谓之魂，并精而出入者谓之魄，所以任物者谓之心，心有所忆谓之意，意之所存谓之志，因志而存变谓之思，因思而远慕谓之虑，因虑而处物谓之智。此一节全见《子华子》，其他文势语气，类《淮南》者多。聂吉甫云：既非三代以前文，又非东都以后语，断然以为淮南王之作，岂其然与！

巫　医

人而无恒，不可以作巫医。盖巫医唯是医已。《周礼》有巫马，既马医。《汲冢周书》乡立巫医，具百药以备疾灾，畜五味以备百草。《吕览》云：巫医毒药，逐除治之，故古之人贱之，为其末也。后汉许杨及王莽篡位，乃变姓名为巫医，逃匿它界，皆非巫与医之谓。《山海经》开明东有巫彭、巫抵、巫阳、巫履、巫凡、巫相。郭璞注云：皆神医也。《世本》曰：巫彭作医。《楚辞》曰：帝告巫阳。又《吕氏春秋》巫彭作医。《世本》巫咸尧臣也，以鸿术为帝尧之医。《说苑》云：上古之为医者，曰苗父。苗父之为医也，以菅为席，以刍为狗。北面而祝 [①]，发十言耳，诸扶而来，舆而来者，皆平复如故。《素问》有《移精变气论》，上古之医，必为祝由，则所以有巫医之称也。

伊尹《汤液》

皇甫谧《甲乙经·序》云：伊尹以元圣之才，撰用《神农本草》，以为《汤液》。盖伊尹负鼎，言负才也，乃谓庖人，遂作《汤液》，原出于厄寓，而后人取附会耳。《素问》有《汤液醪醴论》：俞跗治病，不以汤液醪醴，并

---

① 祝：原文无，据《说苑》补。

非汤药之谓。而《汉书·艺文志》《汤液经法》十六卷，岂伊尹所作耶！《活人书》桂枝加葛根汤方后云：伊尹《汤液》桂枝汤中加葛根，今监本用麻黄误矣。又《卫生宝鉴》《伊尹汤液论》云：大黄黄连泻心汤三味，今监本无黄芩，脱落之也。所谓《汤液》，虽今无传，其出于后人依托明矣。

医　学

　　晋以上无医学之设，及刘宋元嘉二十年，太医令秦承祖奏置医学，以广教授。后魏及隋，有太医博士助教。唐贞观三年九月，诸州置医学。开元元年，诸州置助教，十一年诸州置医学博士。宋医学隶大常寺，神宗时始置提举判局官，及教授一人，学生三百人。政和五年正月，州县置医学。元世祖中统二年夏五月，太医院使王猷，言医学久废，后进无所师授，窃恐朝廷一时取人，学非其传，为害甚大。乃遣副使王安仁，授以金牌，往诸路设立医学。吴澄《宜黄县三皇庙记》云：医有学，学有庙，庙以祀三皇。肇自皇元，前所未有也。夫上古圣人，继天心，立民命，开物创法，以为天下利，至于今赖之者，莫如三皇也。然历代以来，未闻立庙以祀。唐天宝间，制立三皇庙，与五帝庙同置，命有司以时祭享，盖曰祠古圣云尔，非如今日医学之专庙特祭也。当今路州府县儒学，有孔子庙，皆因其旧。医学立三皇庙，与儒学孔子庙等，则新制也。乃知医学之制，至于元而始备矣。明初置医学提举司，设提举、副提举、医学教授、学正、官医、提领等官，寻①改为太医监，设少监、监丞。吴元年，改监为院，设院使、同知、院判、典簿等官。而各地医学，府正科一人，州典科一人，县训科一人。然似不如元之重医学也。故丘濬《大学衍义补》云：今世之业医者，挟伎以诊疗者有之矣，求其从师以讲习者，何鲜也？我太祖内设太医院，外设府州县医学，医而以学为名，盖欲聚其人以教，学既成功而试之，然后授以一方卫生之任。由是进人以为国医，其嘉惠天下生民也至矣。臣愿究成周所以谓之医师，国朝所以立为医学之故，精择始判以上官，聚天下习医者，俾其教之养之，读轩岐之言，研张孙之技，试之通而后授之职，因其长而专其业，稽其事以制其禄，则天下之人，皆无夭阏之患，而跻仁寿之域矣，是亦王者仁政之一端也。今依此言而推之，当时医学之衰废，可以知也。而嘉靖十五年，建圣济

――――――

　　① 寻：不久。

殿于文华殿后，以祀先医。二十二年，从侍医之请，又建景惠殿于太医院，以祀先医。令大臣春秋主祀，盖未始于医学建三皇庙也。清因之，雍正元年，复准行文直省巡抚查所属医生，详加考试。课有《类经注释》《本草纲目》《伤寒论》三书者，指名题请授为医学官教授。每省设立一员，准其食俸三年，如果勤慎端方，贡入太医院，授为御医。凡所属州县卫习医人，令其访明考试，既将三书教习。有精通医理者，呈报巡抚，给咨太医院考试，上者授以吏目、医士等官，其有年力不能赴京者，留为本省教授待缺。其致祭三皇于太医院之景惠殿，顺治元年定。仪注详出《会典》。然医学之制，未得其详。享和①癸亥冬，苏门民医胡振兆新，来寓于崎岙，因使译官问之，胡乃复曰：儒学者设立教官，专管在学诸生，衙署学宫之傍。凡读书人，考取秀才，则知府、知县，送入学内，教官迎进，拜孔圣，后既拜教官为老师，所谓进学之称也。医学者不过本地医家，寒士寂寞，官长强点充任，虽名医官，实以备承应传唤，兼治罪犯之人。每年俸谷无多，仍可在家诊治，并无学宫，亦不课教子弟。盖闾阎②医士，一切衙门，俱不承应。俱读书人为多，官长延请，须用名帖，所以医学之不屑为也。三皇庙者，寺院也，非学也，有道士承应供奉，医家朔望进香，此盖就苏门一地而言之，如两直隶，恐不如此也。

三 皇 庙

洪武四年诏曰，三皇继天立极，开万世教化之原，汩于药师可乎？天下郡县，毋得亵祀。而至嘉靖二十二年，建三皇庙于太医院北，名景惠殿。又至隆庆四年，礼部侍郎王希烈建言，三皇既祀于历代帝王庙，又祀于文华东室，乃又杂之医师，使共俎豆③，不亦渎且亵乎！且官庙中，只宜有祠，不宜有殿。穆宗不欲改先帝之制，报罢。万历十八年，詹景凤修南京太医院三皇庙，谓三皇之称，于医无取，更额曰圣医庙。事详于其所汇刻《医学集览·序》。按圣医庙之称，为协其实焉。然今清朝，犹仍元明之旧制。

---

① 享和：日本年号。
② 闾阎：民间。
③ 俎豆：古代祭祀用的礼器。

医　科

医之立科，历代不同。周四科：疾医、疡医、食医、兽医，见《周礼》。唐七科：体疗、少小、耳目、口齿、角法、按摩、咒禁，见《六典》。宋设三科教之，曰：方脉科、针科、疡科，见《选举志》。又太医局，有丞、有教授、有九科，见《职官志》，而九科无考。金十科，亦无考矣。元十三科：大方脉杂医科、小方脉科、风科、产科兼妇人杂病科、眼科、口齿兼咽喉科、正骨兼金镞科、疮肿科、针灸科、祝由科，见《辍耕录》。按：《得效方》同，唯除祝由科。《辍耕录》云：出《圣济总录》，今《圣济》无考，可疑。《续文献通考》无风科，妇人产科为一科，有伤寒科，按摩科。《事物绀珠》古十三科，更有兽医，又名牛医。明十三科：大方脉科、伤寒科、小方脉科、妇人科、口齿科、咽喉科、外科、正骨科、痘疹科、眼科、针灸科，出《明会典》。按：郑晓《吾学编》十三科，曰大方脉、曰小方脉、曰妇人、曰疮疡、曰针灸、曰眼、曰口齿、曰接骨、曰伤寒、曰咽喉、曰金镞、曰按摩、曰祝由。按摩，以消息导引之法，除人八疾。祝由，以咒禁袚除邪魅之为厉者，二科今无传。考《会典》凡十一科，乃除按摩祝由二科也。《古今医统》古十四科，更有脾胃科。李楼（小山）《杂录》与《吾学编》同，无按摩科，以口齿咽喉为一科，有风科、养生科。清十一科，曰：大方脉、小方脉、伤寒科、妇人科、疮疡科、针灸科、眼科、口齿科、咽喉科、正骨科、痘疹科。今痘疹归小方脉，咽喉口齿共为一科。现设九科，见《清会典》。王子接《十三科古方选注》伤寒科、内科、灸科、外科、幼科、痘疹科、眼科、咽喉科、折伤科、金镞科、祝由科、符禁科，此十二科，欠针灸科。王棠《知新录》无金镞、按摩、祝由，有痘科、疹科，分针与灸为二科，未知何据也。

吕元膺论医

吕元膺论历代诸医，其文仿梁袁昂书评体，譬喻切当，为后学之楷则。其言曰：扁鹊医，如秦鉴烛物，妍媸不隐。又如奕秋遇敌，着着可法，观者不能测其神机。仓公医，如轮扁斫轮，得心应手，自不能以巧思语人。张长沙医，如汤武之师，无非王道，其攻守其正，不以敌之大小，皆可制胜。华元化医，如庖丁解牛，挥刀而肯綮无碍，其造诣自当有神，虽欲师之而不可得。孙思邈医，如康成注书，详制度训诂，其自得之妙，未易以示人，味其膏腴，可以无饥矣。庞安常医，能启扁鹊之所秘，法元化之可法，使天假其年，其所就当不在古人下。钱仲阳医，如李靖用兵，度越纵舍，卒与法会，其始以《颅囟方》，著名于时，盖因扁鹊之因时所重，而为之变尔。陈无择医，如老吏断案，深于鞫谳^①，未免移情就法，自当其任则有余，使人代治则繁剧。许叔微医，如顾恺写神，神气有余，特不出形似之外，可摸而不可及。张易水医，如濂溪之图太极，分阴分阳，而包括理气，其以古方新病自为家法，或者失察，刚欲指图为极，则近乎画蛇添足矣。刘河间医，如橐驼种树，所在全活，但假冰雪以为春，利于松柏，而不利于蒲柳。张子和医，如老将敌对，或陈兵背水，或济河焚舟，置之死地而后生，不善效之，非溃则北矣，其六门三法，盖长沙之绪余也。李东垣医，如丝弦新绷，一鼓而竽籁并熄，胶柱和之，七弦由是而不谐矣，无他，希声之妙，非开指所能知也。严子礼医，如欧阳询写字，善守法度，而不尚飘逸，学者易于摹仿，终乏汉晋风。张公度医，专法仲景，如简斋赋诗，每有少陵气旨。王德肤医，如虞人张罗，广络原野，而脱兔殊多，诡遇获禽，无足算者，见戴九灵《沧州翁传》。

天　医

范成大《问天医赋·序》云：按《晋书》卷舌六星，其一曰天谗，主巫医。而孙氏千金书以日辰推天医所在，其是欤。田汝成《西湖志》云：天医院钱唐名医朱应轸建以奉陶吴许三真君。钱希言《狯园》云：天医有十三科，今在天曹，属陶许两真人职掌。《月令广义》引《潜居录》云：八月朔，古人以此日为天医节，祭黄帝、岐伯。《寿域神方》有八代天医名衔。

解胪穿胸

《抱朴子》淳于解胪以理脑。又《初学记》引《抱朴子》云：文挚愆筋以疗危困，仲景穿胸以纳赤饼。王冰《宝命全形论》坏府注引此文。又皇甫谧《释劝论》岐伯剖腹以蠲肠，乃不特俞跗、华佗能斯术。

---

① 鞫谳：审查断案。

扁鹊墓

《酉阳杂俎》云：卢城之东，有扁鹊冢，云魏时针药之士，以厄腊祷之，所谓卢医也。范成大《揽辔录》云：伏道有扁鹊墓，墓上有幡竿。人传云，四傍土可以为药，或于土中得小圆黑褐色石可以治病。《徐氏笔精》可疗饥，疑传闻之讹。《石湖集》载其诗云：活人绝技古今无，名下从教世俗趋。坟土尚堪充药饵，莫嗔医者例多卢。楼攻媿《北行日录》云：乾道五年十二月十四日，车行四十五里，过伏道，望扁鹊墓，前多生艾，功倍于他艾。王兆云《挥麈新谈》云：扁鹊墓在河间任丘县，其祠名药王祠。前有地数亩，病者祷神，乃以玟卜之。许则云从其方取药，如言掘土果得药，服之，无弗愈者。其色味不一，四方来者，日掘千窟，越宿俱平壤矣。文安王公守苏，为陆给事子俞言如此。朱国祯《涌幢小品》云：郑州土城无门扉，相对如阙，中有药王庙。王即扁鹊，州人也，封神应王。神庙玉体违和，慈圣皇太后祷之，立奏康宁，为新庙，建三皇殿于中，以历代之能医者附焉。周石甃《东京考》云：扁鹊墓，在阊阖门外西北菩提东，原在子城内。唐元和十五年，宣武节度使张弘靖徙葬于此，相传四傍土，可以为药，祷而求之，或得丸如丹剂。《神仙通鉴》云：扁鹊死于商都之阴，时年九十七，阳厉趋至死所，哀哭殡葬于路旁。有病者，至墓祷求，撮土煎汤，服之即愈。或得小丸如丹，虽危证可救。墓旁多生艾草，能灸百病，后人为之立庙。吴震芳《述异记》云：山西潞城县，民病不服药，亦无医。县南十余里，有卢医山，上有卢医庙，皆石壁石柱石瓦。远近病者，持香烛楮钱①，请庙通籍贯，述病缘，用黄纸空包，压香炉下。祷毕，纸包角动，开视得红丸者，入口病即愈。白丸者淹缠数日可愈，病不起者无药。再四渎焉，即与黑丸，服之亦死，无益也。庙门夜有二黑虎守之，傍晚即相戒，不敢上山矣。按诸书所载如此，虽是理之渺茫者，大抵不得死于当时，而其遗灵赫赫于千载之后者，关壮缪、岳武穆之俦皆是。若我扁鹊，其技实旷古一人，而遂为醢被杀，其亦宜如此，不足深怪也。元好问尝作《扁鹊庙记》，详论此事。近沈归愚德潜亦有题扁鹊墓诗云：荡荡荡阴里，荒荒扁鹊墓。积此终古恨，草生不复青。当年活人多，到处留令名。活人转见杀，忌者争相倾。毋怪后世医，庸

---

① 楮钱：祭供时焚化的纸钱。

庸保其生。又陶西圃镛诗云：一坏尚起膏肓疾，九死难医嫉妒心。又《乾隆御制》有数首。

黄帝时有仓公

嵇康《养生论》李善注云：《经方小品》仓公对黄帝曰，大豆多食，令人身重。予谓此陈远公《石室秘录》之祖。《泊宅编》：汉武帝病渴，仲景为八味丸。《己任编》：张仲景立八味丸，治汉元帝三阴疟，疏谬亦甚。

三 折 肱

王棠《知新录》云：三折肱知为良医，谓屡折其臂，能参考其方之优劣也。后人谓三次曲肱而思，慎于下药，此说非也。《楚辞·九章》云：九折臂而成医兮，吾今而知其信然，岂亦下药而用九次思索乎？简按：据王氏此说，三，苏暂切，去声，三字九字，皆虚用，作实数也。屡折其臂，即折伤之义，于《左传》原文，为确当焉。陆俨山解孟子折枝云，枝肢，古通用，折枝，犹折腰也。折腰敬长，即孩提常事，于长者义亲切。知后说折字，乃与折腰之折同，义似不稳当。参方之优劣，见《孔丛子》梁丘据遇虺毒章孔子语。

以偏得名

《医说》载：藏用匣中三斛火，陈承箧里一盘冰。《六帖》陈承，作刘寅。《浙江通志》云：严观，仁和人，不拘古方，颇有胆略，用姜汁制附子，是以用获奇效，人称之曰严附子。《倘湖樵书》云：近有陈姓医人，不问何疾，专用石膏，时人呼为陈石膏。又《会稽县志》云：张介宾，号景岳，年十三，随父至京，学医于金英，尽得其传。暇即研穷书史，医法东垣、立斋，喜用熟地黄，人呼为张熟地。此皆以偏得名也。

王 叔 和

程郊倩《后条辨》诋王叔和书其字，而郑渔仲《氏族略》，王叔姬姓，周襄王之子，王叔虎之后也。然则王叔氏，和其名，亦不可知也。清·储大文《存研楼集》云：今王叔和墓，在岘山下。未知《地志》有载此者否？

王　冰

李濂《医史》，王冰一作王砅。乾隆《四库总目》云：冰名见《新唐书·宰相表》，称为京兆府参军。林亿等引《人物志》，谓冰为太仆令。未知孰是。然医家皆称王太仆，习读亿书也。其名，晁公武《读书志》作王砅，《杜甫集》有赠重表侄王砅诗，亦复相合。然唐宋志皆作砅，而世传宋椠本《素问》亦作冰，或公武因杜诗而误欤？予按晁公武《读书志》作干砅。沈作喆《寓简》、戴侗《六书故》之类并同。而考杜诗，作王砅。砅，披冰切，音砯。砅，理屭切，厉同，即深则厉之厉。砅砅字递别，作次注者疑非杜之重表侄。然宝应之时杜犹在，与王冰同时。况砅、砅一点之差，则其果然否，亦不可知也。

朱葛齐名

陆采《都公谭纂》云：元江浙行省有某平章者，将之任，道间忽染中风，四肢不举，延吾乡葛可久治之。可久登其舟，金华朱彦修先在，二公素相闻而不相识，见之甚欢，乃共脉平章。彦修曰：疾已殆，不可药矣。可久曰：吾固知其殆，然尚有一针法。彦修曰：君之针第可运其二肢，无益也。左右强可久针，针入，如彦修之言。彦修问平章家道里远近，以指计之，谓左右曰：即回尚可抵家，稍迟无及矣。后平章还，果以及门而卒。又徐祯卿《异林》云：朱彦修尝治浙中一女子瘵，且愈，颊上两丹点不灭。彦修技穷，谓主人曰：须吴中葛公耳。然其人雄迈不羁，非子所致也，吾遣书往彼必来。主人悦，具供帐舟楫以迎。使至，葛公方与众博大叫，使者俟立中庭，葛公瞪目视之曰：尔何为者？使者奉牍跪上之，葛公省书，不谢客行，亦不返舍，遂登舟。比至，彦修语其故，出女子视之。可久曰：法当刺两乳。主人难之。可久曰：请覆以衣。援针刺之，应手而灭。主人赠遗甚丰，可久笑曰：吾为朱先生来，岂责尔报邪？悉置不受。按二书所载，葛朱之技自无轩轾焉。而《明世说》则曰：葛脉一人曰，子三年疽发背不救矣。朱教以日饮梨汁，不致大害，后果无恙。葛知其故，叹曰：竟出朱公下，何医为？悉取平生所论著焚之。曰：留之适以祸人。此与《夷坚志》所载杨吉老茅山道士之事相类，疑归美于朱之溢谈耳！

运　气

　　运气之宗，昉于《素问》，见《褚澄遗书》。褚澄，南齐人，然则运气之混于《素问》，在于六朝以前乎。褚书盖萧渊所依托，得于古冢中云者，乃欲托汲冢古书耳。隋·萧吉作《五行大义》，上自经传，下至阴阳医卜之书，凡言涉五行者，莫不网罗搜辑焉。特至五运六气胜复加临之义，则片言只字，无论及者，其起于隋以后，确乎可知矣。而其说凑合纬、医二书所立，正是一家，未知创于何人，岂所谓玄珠先生者乎？但至王冰，采而阑入《素问》篇内，其说始显，然竟唐代犹未闻有言之者。后及宋刘温舒、沈括、杨子建辈笃信之，精诣其理，各有所发明。而当时泗州杨吉老尝谓黄鲁直曰：五运六气，视其岁而为药石，虽仲景犹病之也，此言极是。伊川朱子亦尝论其浅近焉，而《伤寒论》卷首所载运气诸图，未知出于何人之手。黄仲理云：南北二政，三阴司天在泉，寸尺不应，交反脉图并图解，《运气图说》出刘温舒《运气论奥》，又六气上下加临补泻病症图，并汗差棺墓图歌括，出浦云《运气精华》。又五运六气加临转移图并图说，出刘河间《原病式》，后人采附仲景《伤寒论》中。夫温舒、浦云、守真三家之说，岂敢附于仲景之篇，特后人好事者为之耳！缪仲淳《论运气》云：予从歙邑见赵少宰家藏宋版《伤寒论》，皆北宋善版，始终详检，并未尝载有此说。六经治法之中，亦并无一字及之，予乃谛信予见之不谬，而断为非伤寒外感之说。按赵少宰盖赵开美，与仲淳同海虞人。今所传宋版《伤寒论》，乃系于开美翻镂，而无运气诸图，正与仲淳言符矣。予家藏元板成无己注解本，亦不载此诸图，知是出成氏以后之人也。

对　脉

　　《旧唐书》：柳太后病风不能言，脉沉而口噤。《新唐书》作脉沉而难对。按宋太平老人《袖中锦》云：宫中以诊脉为对脉，盖难对，谓脉沉伏而诊得之难也。又唐·裴庭裕《东观奏记》云，上宣宗自不豫，宰辅侍臣无对见者。疮甚，令中使往东都太仆卿裴谞宣索药，中使往返五日，复命召医疮方士、院生对于寝殿。院言可疗，既出，不复召矣。所谓对于寝殿，亦诊脉于寝殿也。

息数不同

人一日一夜，凡一万三千五百息。方以智云：穷之盖洛书之数也，而考诸书其数不一。张景《医说》：一万三千五百二十息。《小学绀珠》引胡氏《易说》一万三千六百余息。_{朝鲜金悦卿《梅月堂集》云：人一日有一万三千六百呼吸，一呼吸为一息。则一息之间，潜夺天运一万三千五百年之数，一年三百六十日，四百八十六万息}《天经或问》二万五千二百息。吕蓝衍《言鲭》云：一气之运行，出入于身中，一时凡一千一百四十五息，一昼夜计一万三千七百四十息。《释氏六帖》引罾意经云：一日有三万六千五百息也。何梦瑶《医编》云：《内经》曰，脉一日一夜五十营。营，运也。经谓人周身上下左右前后，凡二十八脉，共长一十六丈二尺。五十运，计长八百一十丈。呼吸定息脉行六寸，一日夜行八百一十丈，计一万三千五百息。

按： 此伪说也。人一日夜，岂止一万三千五百息哉，据何之言？佛说西说，并多于一万三千五百，未知以何为实数也。

轻身延年

《论衡》云：道家或以服食药物，轻身益气，延年度世，此又虚也。夫服食药物，轻身益气，颇有其验，若夫延年度世，世无其效。百药愈病，病愈而气复，气复而身轻。凡人禀性，身本自轻，气本自长。中于风湿，百病伤之，故身重气劣也。服食良药，身气复故，非本气少身重，得药而气乃长，身更轻也。禀受之时，本自有之矣，故夫服食药物除百病，令身轻气长，复其本性，安能延年？至于度世，有血脉之类，无有不生，生无不死，以其生故知其死也。仲任之言，极为直切，盖当时其说盛行，故具论如此。陶隐居云：《本草》后汉时书，今阅之无药而不有延年轻身之说者，时势令然也。

药物所出

陶弘景云：《本经》所出郡县，乃后汉时制，疑仲景、元化等所记。又

《颜氏家训》云：本草神农所述，而有豫章、朱崖、赵国、常山、奉高、真定、临淄、冯翊等郡县名，出诸药物，由后人所羼，非本文也。又《证类本草》滑石条云：赫阳县先属南阳，汉哀帝置，明《本经》所注郡县，必是后汉时也。今考《本经》，一无言所出者，惟女萝、柳华二条仅有焉，盖慎微修《证类》时，误为黑字耳。及时珍作《纲目》，犹且不察，以旧经所载地名，为《别录》文，此袭《证类》之误也。唯《太平御览》所引《神农本草经》，每药下载所出地名，且文字与卢复本颇异，此乃旧经之文矣。

王冰引《月令》

《寓简》云：王砅注《素问》叙气候，仲春有芍药荣，季春有牡丹华，仲夏有木槿荣，仲秋有景天华，皆今《月令》《历书》所无。又以桃始华为小桃华，王瓜生为赤箭生，苦菜秀为吴葵华，《戊寅历》皆有之。

按：晁公武《读书志》，《唐月令》一卷，唐明皇改黜旧文，附益时事，号《御删月令》升为首卷，意是王氏所引，乃《唐月令》而已，郎瑛以为淮南文，田艺蘅以为伪撰。俱不考耳。

背阳腹阴

《金匮真言论》云：言人身之阴阳，则背为阳，腹为阴。或曰阴阳二字互误已，人南面则腹乃为阳，背乃为阴。《老子》曰：万物负阴而抱阳。又《阴阳离合论》曰：圣人南面而立，前曰广明，后曰大冲。况于其文，南主夏，故腹字从夏肉；背为北，故背字从北肉。《朱子》云：天地东西南可见，而北不可见。人之瞻视，亦前与左右可见，而背不可见，此皆其明证也。予谓此说不必也，凡物有体质，有功用，以功用言，则背阴腹阳也，而以体质言，背阳腹阴也。盖天地之道，大为阳，小为阴；高为阳，卑为阴；外为阳，内为阴。《易》云：立天之道，阴与阳；立地之道，刚与柔。又云：乾刚坤柔。今夫以大小视之，背大而腹小，以高卑视之，背位于上，而有覆帱之势，乃天之象。腹居于下，而有受载之形，乃地之象。以刚柔外内言之，背刚坚而在于外，腹柔软而在于内。且男生而覆，女生而仰，其溺水亦然。背为阳，腹为阴，而阳经行于背，阴经行于腹者，体质之势也。人之于走兽飞禽鱼鳖虫豸之属，虽伏走飞翔浮游蚑行，其状各异，然至其禀天地阴阳之气，各具其体则一也。今夫背阴腹阳，于人犹可言耳，至如走兽飞禽鱼鳖虫豸之属，谓之背阴腹阳而可邪？且如背字，《说文》云：从北肉声。然如腹字，则偏旁从复，而非夏。况易以腹为坤，岂可为夏肉乎？夏肉果为腹，则背字当是冬肉；北肉果为背，则腹字当是南肉。滑是水之骨，坡是土之皮。字学家说，岂足据乎！予因谓背腹阴阳，有功用体质之别，必不可拘于一说矣。

动　气

近有传荷兰学者云：人脊骨里面，有一条大动脉，乃百脉之源也。揣人腹上，恻恻跳手者，即其动也。予考《灵》《素》已有其言，不特昉于荷兰焉。按《五音五味篇》云：冲脉循背里为十二经之海。《岁露篇》云：卫气之行风府，日下一节，二十一日，下至尾骶，二十二日，入脊肉注于伏冲之脉。《疟论》作伏膂之脉。《天真论》云：太冲之脉盛，月事以时下。全元起《太素》《甲乙》并作伏冲之脉盛。《逆顺肥瘦篇》云：夫冲脉者，五脏六腑之海也，五脏六腑皆禀焉。《海论》云：夫冲脉者，五脏六腑之海也。《动输篇》云：冲脉者，十二经之海也，与少阴之大络起于肾。《灵》《素》诸篇，所论如此，曰冲脉，曰伏冲，曰太冲，曰伏膂之脉，皆其所谓大动脉者是也，则亦其所谓百脉之源者是也。又《百病始生篇》云：虚邪之中人也，其着于伏冲之脉者，揣之应手而动。《举痛论》云：寒气客于冲脉，冲脉起于关元，随腹直上，寒气客则不通，脉不通则气因之，故喘动应手。喘蠕，音通。此论其动之发于外者，所谓动气是也。噫，经言何有所无，乃知不昉于荷兰矣！又尝考吕广《注难经》肾间动气云：气冲之脉者，起于两肾之间，主气，故言肾间动气。

按：所谓五脏六腑之本，十二经之根，与《灵枢》云五脏六腑之海，十二经之海者，所指必同。且《阴阳离合论》云：太冲之地，名曰少阴。《动输篇》云：与少阴之大络起于肾。则吕氏之说，有所据焉，今验之。冲脉之见，有虚实之分。凡人之腔里，一处有罅隙之地，则脉动发泄，或左或右，虚之所在，随而应手焉，而又其有食积留饮痃癖癥瘕等物，则物与脉相抵触，实之所在，亦随而应手焉。《伤寒论》原于十六难，立动气在于左右上下者，不可汗下之戒，盖其一端已。

记　性

汪讱庵云：金正希先生尝言人之记性皆在脑中。凡人外见一物，必有一形影，留在脑中。小儿脑未满，老人脑渐空，故皆健忘。愚思凡人追忆往事，必闭目上瞪而思索之，此即凝神于脑之意也。出于《本草备要》辛夷注。王惠源《医学原始》亦云：人之一身，五脏藏于身内，只为生长之具。五官居于身上，为知觉之具。耳目口鼻聚于首，最显最高，便与物接。耳目口鼻之所导入，最近于脑，必以脑先受其象而觉之、而寄之、而剖之、而存之也。故云：心之记，正记于脑耳。《黄庭内景》亦言脑为泥丸宫，元神居焉，是必有本，何惑之有？予按荷兰说，人之精神在于脑中，故人断头立死，亦与《内景》之说符矣。而《五杂俎》《谈荟》，载头断而不死者数则，此皆人妖耳。

解剖脏腑

朱载堉《律学新说》云：岐伯曰，夫八尺之士，皮肉在此，外可度量切循而得之，其死可解剖而视之。盖太古时风俗淳朴，死则弃之于野，初无衣衾棺椁之葬，故使为医术者，可得剖而视之，亦无所禁。后世圣人，取诸太过之象，始制棺椁。由是之后，国有残毁尸体之禁，无敢剖而视之者。以此推之，知彼医经，其来之远，又奚止于三代而已，此说非也。赵与旹《宾退录》云：广西戮欧希范及其党，凡二日，剖五十有六腹。宜州推官灵简，皆详视之为图，以传于世。王莽诛翟义之党，使太医尚方与巧屠，共剖剥之，量度五脏，以竹筳导其脉，知所始终，云可以治病。然其说今不传。又晁公武《郡斋读书志》载存真图一卷。皇朝杨介编，崇宁间，泗州刑贼于市，郡守李夷行遣医并画工往视，决膜摘膏肓，曲折图之，尽得纤悉。介校以古书，无少异者，比欧希范五脏图过之远矣，实有益医家也。又《闻见后录》，载无为军医张济能解人，而视其经络，则无不精。因岁饥疫人相食，凡视一百七十人，以行针，无不立验。

按：明程序亦尝解倭人，检视脏腑，详见其《医觳》中。近世斯邦医家，亦好剖解，验以荷兰内景书，颇极精微，然有益于外科，而无裨于内科矣。

少　腹

王冰注《气交变大论》云：少腹谓脐下两傍髎骨内也。刘熙《释名》云：自脐以下曰水腹，水汋所聚也，又曰少腹。少，小也，比于脐上为小也。《病源候论》以少腹为䐜腹。未详何义。

玉　房

《病源候论》：玉房蒸，男则遗沥，女则月候不调。又曰：精藏于玉房，交接太数则失精。玉房未知何处？明·李君实《紫桃轩杂缀》云：《铜人针灸图》载脏腑一身俞穴，有玉环俞。不知玉环是何物。张紫阳《玉清金华秘文》论神仙结丹处曰：心下肾上，脾左肝右，生门在前，密户居后，其连如环，其白如绵，方圆径寸，包裹一身之精粹，此即玉环也。医书论诸种骨蒸，有玉房蒸，亦即是玉环。其处正与脐相对，人之命脉根蒂也。按今针灸图，玉环作白环。

性命之根

陆文量《菽园杂记》云：回回其俗善保养者无他法，惟护外肾，使不着寒。见南人夏着布裤者，甚以为非，恐凉伤外肾也。云：夜卧当以手握之令暖，谓此乃生人性命之本根，不可不保护。此说最有理。张文潜《明道杂志》云：洛阳刘几年七十余，精神不衰，体干清健，犹剧饮。予素闻其善养生，因问之，曰：暖外肾而已。以两手掬而暖之，默坐调息，至十息两肾融液如泥，瀹入腰间，此术至妙。冯梦祯《快雪堂集》与何民部书云：昨视丈病体，大都虚火上腾，火降即安矣。弟所善方士张君善用救命索，其法惟紧缚外肾，虽垂绝之症，可以立苏。现有一人，症与丈同，行此法而愈。试验非一，特为送致诸，努力珍护，以待平复。祝允明苏谭云：口疮无问新旧，遇夜卧，将自己两睾丸，以手枥紧，左右交手，揉三十五遍。每夜睡觉辄行之，愈于服药，诸书所载如此。予闻北人冒雪而行，必以稻秆打揉包外肾，必不冻死。又人多误扑损外肾立殒者，乃其为性命之本根明矣。然宫刑男子割势，势，外肾也。《韵会》云：外肾为势。《刑德经》云：势，阴核也。《折骨分经》云：外肾，睾丸也。李时珍《纲目》人部载人势，为阴茎。未见所本。所谓宦者，去其宗筋是也。而骟马、窜牛、羯羊、阉猪、洁鸡、善狗、净猫之属。《事物纪原》云：汉文始阉洁六畜。亦皆剧其势者，云此易肥焉。又种树书有骟树之法，人畜去其性命之本根而不死者，犹树木之骟，而不凋枯耶。予弱冠时，见一商家仆，年二十余，阴囊肿痛十余日，隐忍不语人。忽一日破裂，失血数升，昏冒困惫，吐蛔五条，汤药皆呕。予因与单甘草汤而呕止。家人以为便血，方其除秽见之，双丸坠在于蓐上。家人惊惶，急邀外科疗之，凡百日许而痊，寻归其乡于江州。后数年，问之江州人。乃云，渠今犹无恙，所坠睾丸，常绵裹藏于匣中，若寒日启之，体忽慄栗。若误置之于高处，眩瞀瞋晕，苦楚叵耐，盖彼此气之相应也。枯骨寒而胫脚疼，柯古《杂俎》尝记之，况于性命之根，理宜然矣。

诊脉借菽

《难经》以菽况诊脉之轻重，前人注解，率不得其旨。盖菽之在荚，累累相连，与脉动指下者相类。以此意推之，言三菽之重者，非三菽加于寸关尺之上，一指下各有一菽之重也，通称三部，则三菽也。六菽之重者，三部各有二菽之重也。九菽之重者，三部各有三菽之重也。十二菽之重者，三部各有四菽之重也。以三乘之，可以见耳。今如一部有三菽之重，则于与皮毛相得者，为甚重矣。且何不言三菽四菽五菽，而必以三累加之乎。弘前医官服子温良著《难经愚得》，其说如此，可谓发千古之秘蕴矣。其书未及脱稿，子温殁，殊可惋惜也。

手 检 图

《脉经》第十卷首标曰：手检图三十部，明袁表校本，及沈际飞本作二十一部。袁后序曰：末篇有手检图二十一部。今观其文，则皆覆论十二经脉与奇经八脉。三部二十四种形证所属，无图可见，岂叔和所著？故有图，久不复传耶。乃宋臣林亿札中，则称世之传授。其别有三，隋巢元方时行病源，为第十篇，以第五篇分上下，而撮全经之文。别增篇目者，亿尝据《素问》《九墟》《灵枢》《太素》《难经》《甲乙》仲景诸书，校其脱漏，仍为十篇以传，则知末篇传疑已久，亿但补正其文。而所谓手检图二十一部云者，直存旧目，无从考证耳。袁氏所论如此，今阅《脉经》十卷之首，以气口一脉，分为九道，以论三阴三阳奇经之脉，其义未太明，且不及手三阳任督冲之六脉。知是不止其图失传，其文亦残缺，不可复寻绎焉。而李东璧《奇经考》，以手太阳合手太阴，以手阳明合手太阴。采《脉经》第二卷文，增任督冲之三脉，因作九道图。自谓泄千古之秘藏，而犹缺手少阳之一位，将何以合三十二部之数，疏谬亦甚矣。吴山甫云：手检图脉法，惟通融之士，能知能行，亦未知图与经文，既亡且缺也。呜呼，一寸之口，配乎五脏六腑，犹且太烦。纵令古手检图如李氏所撰，岂可得更辨所谓九道者，以定奇经八脉之病乎？前年有人问于予者，因以此答焉。

詹王论脉

詹东图《明辨类函》云：医者之审病，曰望、曰闻、曰问、曰切。盖以切脉，验之望问闻也。先审之有形声，以终审之无形声，内外本末，具知之矣。脉之有浮、沉、弦、数固矣，然浮沉弦数之中，其端各又至烦，苟非问以证闻，闻以证望。原始要终，以求其是。既参又伍，以求其当。脉之所指冥冥，虽求必失之矣。古人置切脉于望问之终，非谓其症断尽于脉耶，而脉之不可无望闻问审矣。又云：切脉而断之不差者，所恃先有望也闻也问也。予谓问尤急焉，欲得其身之所疾病，与疾之所自始，详在问也。今之医者，自负其明，故不问而切脉，一以脉断。即病者欲以其故告，拖拖然曰，我切得之矣，无烦言也。如斯而得一当，且为不免为悻中，万一失之，如病者何？故医而自负恃，不求细详，最为大病。人命生死在兹，可以轻试而漫投也！王兆云《湖海搜奇》亦云：脉理吾惑焉。盖自太史公作《史记》，已言扁鹊饮上池水，三十日能隔垣视见人五脏，特以诊脉为名，则其意固可见矣。今以两指按人之三部，遂定其为某腑某脏之受病，分析七表八里九道，毫毛无爽。此不但世少其人，虽古亦难也，世不过彼此相欺耳。二氏之论，宜为诊家之正眼矣。

初学诊脉

初学诊脉之际，心以为弦，则如弦，既又以为紧，则如紧，除浮沉小大滑涩等之外皆为尔。譬之静坐闻鹁鸽声，心认脱布裤而听之，则莫闻而不脱布裤。认德不孤而听之，则莫闻而不德不孤，盖心预有所期也。王叔和曰心中易明，指下难晰，方此际洗尽胸次所蓄，寓孔神于三指头，自然得矣。

刘 菽

《福建通志》载刘菽者，邑诸生也。因善病成医，医多奇中。尝自言负病时，独居一室，设木案，置瓦瓶食器，鸡飞其上，器展转欲坠地，不为动色，于是疗者曰，病可治，故其为医也，亦以此法愈人。于《本草》《丹溪》《肘后》诸方，多所发明，于贫者不受谢，人以此益归之。《经》曰：精神进，志意定，故病可愈。宜乎其病愈焉，而及之于人也。

《千金方》

叶梦得《避暑录话》云：孙真人为《千金方》两部。说者谓凡修道养生者，必以阴功协济，而后可得成仙。思邈为《千金》前方时，已百余岁，固以妙尽古今方书之要，独《伤寒》未之尽，似未尽通仲景之言，故不敢深论。后三十年，作《千金翼》，论伤寒者居半。盖始得之，其用志精审，不苟如此。今通天下言医者，皆以二书为司命也。按《千金·伤寒门》云：江南诸师，秘仲景伤寒要方不传。然则方其著《千金》前方，未曾研其全书也。后及撰《翼方》，所采摭亦非今所传《伤寒论》，其文字大抵与《玉函经》同。知唐以前《伤寒论》原自非一通也。《翼方》世多传乾隆重刊王肯堂校本，不啻误文数行寻墨，刊脱数十页，予常恨焉。闻城东白医家藏元版，予百计索之不敢许。丙午冬，米价腾跃，渠不能支，遽欲售之，予因鬻杂书数十帙而购之，乃大德乙巳梅溪书院所刊，文字端正，首尾完备，与肯堂本异，予既得之喜剧。明年六月，浪华木世淸孔恭不量以元版前方，千里邮致以贻，于是俨然双璧，始具于插架。古人云好学之笃，又有好书济其求，不堪欣跃，聊笔于此。

《圣济总录》

政和《圣济总录》二百卷，《宋艺文志》《艺文略》《玉海》晁陈二氏，并不载其目。南宋诸方书，未见引据者，盖此书之成，在于徽宗之季年，《圣济经》《和剂局方》之后。洪景卢《容斋随笔》云：宣和殿大清楼龙图阁所储书籍，靖康荡析之余，尽归于燕。考之《宋史》则云：靖康二年，少帝在青城，金人尽索国子监书版，三馆秘阁四部书，大尝礼物，大成乐舞，明堂大内图，以至乘舆服御珍玩之物，辇致军前。意者如此书，镂版才成，未及颁布，亦在其中。尔后南北殊界，彼此不通，故南宋之士，不得观之，遂至有并其目而无知者。及金世宗大定中，取所俘于汴都重刊颁行，因传于今矣。呜呼！是书成于北宋，而晦于南宋，不传于中国，而存于夷狄。而徽宗慈心之所寓，得不泯于千载之后者，抑亦奇矣。清程云来云：《大德重校圣济总录》，元朝奉诏颁行者，大版大字，每卷首篇署元耶律楚材五字。今吉医官及予家所藏大德重校本，亦大版大字，然无元耶律楚材五字。原文书法端雅，盖为宋版之旧，但每卷首页，《大德重校圣济总录》卷第某数字，书刻并劣，系于元人改刊无疑矣。

《活人书》

宋楼攻媿钥序《增释活人书》王作肃著云：尝闻之老医京师李仁仲之子云，前朝医官，虽职在药局方书，而阶官与文臣同。《活人书》既献于朝，蔡师垣当轴，大加称赏，即令颁行，而国医皆有异论。蔡公怒，始尽改医官之称，不复与文臣齿。楼之言如此，宜乎世之言《伤寒》者，至知有《活人书》，而不知有长沙之书也。及明《陶节庵六集》书出焉，又至并《活人书》而无知者。今如斯邦，天下莫不知有长沙之书而读焉，然而其微言大义殆熄矣。

《儒门事亲》

骊恕公忠尝言：《儒门事亲》一书，前三卷，议论精确，文亦俊逸。后八卷，乃体裁殊异，必是别一种书，或出于门人之手焉。后阅《心印绀珠经》云：子和，金宛丘人，氏张，戴人是也。有《儒门事亲》三十篇、十形三疗一帙、治病百法一帙、三复指迷一帙、治心要一帙、三法六门世传方一帙。今考之于《医统正脉》所收本，从第一卷七方十剂绳墨订，至第三卷水解，凡三十篇，此即《儒门事亲》也。自第四卷至第五卷，别是一书。自第六至第十一，乃十形三疗也。自第十二至第十五，乃三法六门世传方也。寻借元版于西京伊良子氏而抄之，凡三卷，首有中统年间高鸣序，及金人张颐斋序，后有金人无名氏跋，篇数与《绀珠经》所载符矣。恕公没十余年，惜不见此书焉。朝鲜所辑《医方类聚》多引十形三疗、三法六门，今《正脉》本《儒门事亲》中并有之。

妄改书名

汪颖著《食物本草》而改为《东垣食物本草》；王永辅著《惠济方》，而改为《简选袖珍方》；艾元英著《如宜方》，而改为《回生捷录》；李东璧作《脉学》，而改为张孔受《脉便》；程云鹏著《慈幼筏》，而改为张介宾《慈幼新书》；陈司成著《霉疮秘录》，而附之于窦梦麟《疮疡全书》。凡此类不一而足，皆使人眩惑，乃因书估欲易售耳。

中 风

《伤寒论》中风，乃是伤寒中之一证，宋以后呼为伤风者是也。而《金匮》中风，乃《灵》《素》所谓偏枯，后世中风之称昉于此。夫《伤寒论》《金匮》原是一书，而同成仲景之手，理宜无以一中风之名，互称两种之疾。然《魏志注》引《曹瞒传》云：魏太祖阳败面㖞口，叔父怪而问其故，太祖曰：卒中恶风。叔父以告嵩，嵩惊愕呼太祖，太祖口貌如故。嵩问曰：叔父言汝中风，已瘥乎？太祖曰：初不中风。魏武与仲景氏同汉末人，知当时有此语。又按后汉朱浮与彭宠书，伯通独中风狂走，此以狂为中风。后世狂风、风狂、心风等之称，盖有所由，均之东汉语，所指递殊，不可不知也。若夫后世紫白癜风、落架风、食迷风之类，风字竟不可穷诘焉。盖风善行而数变，凡病变动移易不定者，以风呼之耶，录以俟识者。

痰

痰，五饮之一，王氏《脉经》作淡饮。宋·黄伯思《法帖刊误》载《初月帖》中云：淡闷干呕。淡，古淡液之淡。干，古干湿之干。今人以淡作痰，以干作干，非也。予考之佛典《大般若经·初分愿品》云：身病有四。一者风病，二者热病，三者痰病，四者风等种种杂病。又唐慧琳《一切经音义》云：淡饮，徒甘反，下于禁反，谓匈上液也。又云：淡阴，谓匈上液也，医方多作淡饮。又云：痰癊，上音谈，下阴禁反。

按： 痰癊字无定体，胸鬲中气病也。津液因气凝结不散如筋胶，引挽不断，名为痰癊，四病根本之中，此一能生百病，皆上焦之疾也。又《义楚六帖》云：四百四病，百一风，百一黄，百一热，百一痰等。乃知后世以痰饮为诸饮之总称，以为十病九痰，或百病生于痰之类，皆原于内典也。而痰癊二字，在我医方，始见《肘后》，乃痰饮耳。而《圣惠方》三十六黄中，有癊黄一证，此即巢源所载阴黄，唯从广者，与痰癊之癊自异。《疗痔病经》有癊痔，盖亦阴痔巳。

卷 中

病分左右

《王文正笔录》载太祖与张永德洎当时宿将数人，同从周世宗，征淮南。战于寿春，获一军校，欲全活之，而被疮已重，且自言素有瘫风病，请就戮。及斩之，因令部曲视其病患之状，既而睹其脏腑及肉色，自上至下，左则皆青，右则无他异，中心如线直分之，不差发毫焉。按以理揆之，风属木，木色青，此宜然也。盖人身一气脉也，今及其感病，左瘫者不及右，右痪不及左，麻痹亦有如此者。又有汗出偏于左右者；又有疮疡左不淫于右，右不浸于左者；又有偏肠毒，自首至踵，平分寒热者，见《船窗夜话》。虽则一气脉，其有界限如此，《笔录》所载，恐不虚诞也。

草 子

范成大《桂海虞衡志》云：草子即寒热时疫。南中吏卒小民，不问病源，使人以小锥刺唇及舌尖出血，谓之挑草子，实无加损于病，必服药乃愈。又王贶《指迷》论瘴疟云：南方谓之中箭，亦谓之中草子，此盖沙病而已。

吹 嘘

《癸辛杂识》云：吹嘘二字，见刘长卿用之，作伤寒感冷意。问之则谩云，出《汉书》，然莫可考也。继阅方书，于香苓散证治云：吹嘘伤风，头疼发热，此必有所据也。予考诸书，香苓散证治未见有载此二字者，唯《十便良方·伤寒门》首云：伤风吹嘘附，乃似指感冒。又《和剂指南》云：凡伤风者，皆因脱衣感冒，被风吹嘘，着则洒然骨寒毛起，恶风自汗者，乃是伤风证也。凡风吹则体自寒，恶风无汗者伤寒证也。

病从口鼻入

《仁斋直指》云：暑气自口鼻而入，凝之于牙颊，达之于心胞络，如响应声，此暑自口鼻而入也。吴昆升麻葛根汤考云：冬月应寒而反大温，民受其湿厉之气，名曰冬温。非时不正之气，由鼻而入，皮毛未得受邪故无汗。又疫疟五神丸塞鼻法考云：以疫气无形，由鼻而入，故亦就鼻而塞之，此冬温疫气，并自鼻而入也。又太无神术散考云：山岚瘴气，谓山谷间障雾，湿土敦阜之气也。湿气蒸腾，由鼻而入，呼吸传变，邪正分争。又《医学全书》云：瘴气之病，东南两广，山峻水恶，地温沤热。春秋时月，外感雾毒，寒热胸满少食，此毒从口鼻入也，此瘴气自口鼻而入也。《广笔记》云：伤寒温疫三阳证中，往往多带阳明者，以手阳明经属大肠，与肺为表里，同开窍于口。凡邪气之入，必从口鼻，故兼阳明证者独多，此阳明病从口鼻而入也。张锡驹《伤寒直解》云：霍乱者，不从表入，不涉形层，大邪从口鼻而入，直中于内，为病最急。又云：痧者，即天地间不正之气，湿热熏蒸，从口鼻而入，不吐不泻，腹中绞痛，俗所谓绞肠痧是也。此霍乱及痧，并自口鼻而入也。沈明宗《金匮注》云：中恶之证，俗谓绞肠痧。即臭秽恶毒之气，直从口鼻，入于心胸肠胃脏腑也，此中恶从口鼻而入也。诸书所载已如此，世人徒因吴又可之言，而知瘟疫自口鼻而已。

瘴名不一

巢源，岭南瘴犹如岭北伤寒也。《外台》引《备急》岭南率称为瘴，江北总号为疟，此由方言不同，非是别有异病。

按：《后汉书·马援传》军吏经瘴疫，又《宋均传》则云及马援卒于师，军士多温湿病。由此观之，瘴即温湿之气。特以南方岭嶂之地，此气最酷烈，故谓之瘴气也。其名称颇繁，今以余所知录下。

黄芒瘴，黄茅瘴《南方草木状》 青草瘴巢源 黄梅瘴，新禾瘴《桂海杂志》 黄茆瘴《番禺杂记》 虾蟆瘴，黑脚瘴，芳草瘴，朴蛇瘴，锁喉瘴，蛇瘴《圣济总录》 冷瘴，热瘴，中箭《瘴疟论》 烟瘴，岚瘴，黄瓜瘴，蚂蛇瘴，蚯蚓瘴，乌蜂瘴，回头瘴，搅肠瘴《管见良方》 梅瘴《摭遗》 鹦鹉瘴《北户录》 哑瘴《岭南卫生方》 花风瘴《医林集要》 乌脚瘴《漳州志》 人瘴《使缅录》 炎瘴，楸头瘴《体仁汇编》　桂花瘴《泉州府志》　暑湿瘴，毒水瘴，孔雀瘴，江米瘴《证治准绳》　颔瘴《涌幢小品》　香花瘴，毒淫瘴《广东新语》　菊花瘴《粤述》

瘴母有二

《岭表录异》云：有物自空而下，始如弹丸，渐如车轮，遂四散，人中之即病，谓之瘴母。《管见良方》云：腹胁间，有一癖块，而痛者，名曰瘴母。盖《录异》瘴母者，乃飓母之属，《良方》瘴母者，乃疟母之类。名同递异。

寒热异治

邝湛若《赤雅》云：炎方土脉疏，地气外泄，人为常燠所煤，肤理不密，两疏相感，草木之气通焉。上脘郁闷虚烦，下体凝冷，吐之不可，下之不可，用药最难。但宜温中固下，升降阴阳，及灸中脘、气海、三里，或灸大指及第五指，皆能止热。予试立验。如用大柴胡汤及麻黄金沸草散、青龙汤，是胶柱鼓瑟也，鲜不败矣。而椿园《西域闻见录》云：温都斯垣，亦西域回国之大者也。大黄尤为至宝，以黄金数十倍兑换。盖其地之一切疾病疮疡，得大黄即愈，百不失一。贵客来及大筵宴，皆以大黄代茶，若经年不服大黄则必死。故虽贫苦小回，亦必有一半两大黄，囊系胸前，舌舔而鼻嗅之。考二书所载，乃《内经》所谓腠理开闭之异，寒方以寒，热方以热之义，亦不可不知也。

廉沥

先友篁墩吉处士安尝问予廉沥何病，予茫然不能答。后读唐·张彦远《法书要录》云：陶隐居梁武帝启云，治廉沥一纸，凡二篇，并是谢安卫军参军任靖书。后又治廉沥狸骨方一纸，是子敬书，亦似摹迹。又宋董逌《广川书跋》云：狸骨方，今官帖中定为王右军书，唐人谓此本荀舆治劳方，右军临之，至今谓狸骨帖。梁武帝常以《古书杂迹》二卷，问于陶隐君，对以狸骨方，是子敬书，亦似摹迹。就二书所载考之，廉沥乃劳之谓。《外台》引苏游论云：因虚损得，名为劳极。吴楚云琳沥，巴蜀云极劳。

按： 廉淋一声，廉沥即淋沥。又巢源云：尸疰病者，岭南中瘴气，土人连历不差，变成此病。连历，乃绵连历久之义，正与淋沥同。盖江左时，用方言书，唐人乃改作劳也。阅《千金》等书，古方多用狸骨治劳，而后世用猫头。方药池《物理小识》，论之详矣。

肺焦黄胖

孔毅父《谈苑》云：贾山谷采石人，石末焦肺，肺焦多死。陆俨山《农田余话》云：作园士，治蔬圃，其人必病黄。日与秽恶之气相近，盖五脏之内脾香，臭恶气入脾，以害脾也。今斯邦人亦云：石匠年老，多发干咳，此以积年石末飞入腹里，伤脏所致，医不能疗。又云：黄胖以常触粪秽所发。乃与二书之言符矣，而医书不言及者何诸？

魃记魃之讹

魃，音奇。《玉篇》小儿鬼也。故小儿继病，谓之魃。《菊坡丛话》云：今小儿乳哺时，值母有孕，辄眉心青黄泄泻，此俗谓之记，乃魃之讹也。巢源、《千金》误本，或作魃，故《保婴撮要》云：魃病，又名魃病。夫魃者，旱神也，何干小儿之疾？而《萍洲可谈》云：世传妇人有产鬼形者，不能执而杀之则飞去，夜复归就乳，多瘁其母，俗呼旱魃。亦分男女，女魃窃其家物以出，男魃窃外物以归。予按此亦魃之讹，遂呼为旱魃耳。又《书影》云：今中土大旱，辄谣某妇产旱魃，聚众捽妇，用水浇之，名曰浇旱魃。呜呼，魃之为魃，遂令产妇受浇水之苦。只字之讹，一至于此，良可惧矣。《澹寮方》载治小儿魃方云：音其，即解颅也，用钱氏铁箍散。《局方》安肾圆，此说亦误。《医学启蒙》谓之魃病，误甚。

摹姑

颜师古《匡谬正俗》云：或问曰，小儿羸疾，谓之摹姑，何也？答曰：此谓巫蛊尔，转为摹姑。此病未即殒毙，而惙惙不阴，有似巫祝压蛊之状，故祭酬出之。或云：汉武末年，多所禁忌，巫蛊之罪，遂及贵戚，故其遗言，遍于三辅，至今以为口实也。胡侍《真珠船》云：《韵会》，摹姑，小儿羸疾。今云无辜，声之讹也。方以智《通雅》云：凡物头员，谓之孤都，俗以愁苦尖喙曰孤都，因以栾栾孤独可怜之状。黄公绍曰：小儿羸疾曰摹姑是也。规模作规抚，无有摸音，则摹姑之声，亦从无辜来，辜之为罪，正谓其粗恶堪怜也。予考数说，类似牵纽焉。

按： 诸书引《玄中记》，无辜病，为无辜女所病。一名天帝少女，一名女鸟，一名姑获鸟，一名夜行游女，一名乳母鸟。曰女、曰姑、曰母，无辜之讹。而摹姑亦为鸟名明矣。

又按： 芜荑，治小儿疳疾。《尔雅》一名无姑，无既有摹音，摹姑即疳疾，因意无姑之得名。因治无姑之病，犹百合之于百合病耶，并录俟考。

痎

吴处厚《青箱杂记》云：蜀有痎市，而间日一集，如痎疟之发，则其俗又以冷热发歇为市喻。谢肇浙《五杂组》亦云：西蜀之市，谓之亥。亥者痎也，痎者疟也，言间日一作也。吴注《素问》引《方言书》：夜市谓之痎市。与二书所言异。

按： 《说文》：痎，二日一发疟也。吴说恐是杜撰。

䬜

《急就篇》消渴呕逆咳䬜䬜。颜师古注：䬜，大便节蕴，积而利也。䬜即《圣惠方》所谓襄利。《幼幼新书》所谓酿泻。刘昉云：酿者如酒之意，皆疳积为病是也。《通雅》以为五泄之大瘕泄，误。

郑声

郑声，重语也，义未明晰。田艺蘅《留青日札》云：郑声淫，今考《郑诗》非淫。郑声则淫，淫者，声之过也，犹雨之过者曰淫雨，水之过者曰淫水，故曰溢也。《左传》曰：烦手淫声，慆堙心耳，乃忘和平，谓之郑声。许慎《五经通义》云：郑重之音，使人淫过也，得之而义自见。

登豆疮

林恒斋良以云：巢源，登豆疮，登当是䜺字讹。考字书，䜺与豌同。杨升庵引《唐六典》，有登豆，音弯，即豌豆。《外台》引巢源曰：其疮形如豌豆，亦名豌豆疮，可以证矣。恒斋元禄中医官，博览群籍，著书数种。予藏其病名续录，怪痾续抄，并有益于学者。

社　公

《续医说》引《席上辅谈》云：今人指发眉如雪，而肌肉纯白者，以为社日受胎，故男曰社公，女曰社婆。阅宋人《卫生总微论》不治病胎内十二症中，有社老。又《书影》云：人之赋形有羊白。星家，金羊鬼宿次未，冢宅偏感其气，则人羊白，是乃此邦呼为白子者。

野　鸡

《外台》小儿野鸡，下部痒闷。程衍道云：野鸡未详。按《草木子》云：汉吕后讳雉，改雉名野鸡。人患痔者，名野鸡疾。因知《本草拾遗》蛇婆主治，五野鸡病，即五痔尔。而《直指方》云：大便下血日久，多食易饥，腹不痛，里不急，名曰野鸡。又《医说》云：以大便艰难，为野鸡痔，谓欲便而复止故也。此则不干吕后之讳，别是痔中之一证。

腊　梨

白秃腊梨，盖腊梨者，腊月之梨，所谓冻梨也。头生白秃，其状类此，故亦呼腊梨焉。《坚瓠集》载腊梨赋云：葫芦之质，油灰之色，盔头以摆锡为装，灯笼以梅花为式。又有《腊梨歌》并为此疮作耳。《外科奇救方》作辣离。《医法指南》作瘌痢。《事物绀珠》作喇哩。皆因音而转讹也。

狐　臭

胡侍《真珠船》云：洪刍《香谱》金碑香《洞冥记》，金日碑入侍，欲衣服香洁，变胡虏之气，自合此香。由是言之，今谓腋气为狐臭，狐当作胡。又《寿域神方》云：胡者，谓胡人之臭，俗称狐臭误矣。

按：《肘后方》人体及腋下，如狐狸气。巢源亦作狐臭，则不必改作胡也。《教坊记》谓之愠羝。《崔氏海上方》谓之鸦臭。《全幼心鉴》谓之猪狗臭。《南史·宋后废帝记》谓之蒜气。《类书纂要》谓之犹臭。此皆不过以其臭之相似呼之而已。

闷 脐 生

陈眉公《闻见录》云：大原王相公始生，冷无气，母惊谓已死。有邻妪徐氏者，反复谛视，良久笑曰：此俗名卧胞生，吾能治之，当活，活则当贵，但不免多病累阿母耳。趣①使治之，其法用左手掬儿，右手掴其背百余，逾时嚏下而醒。又周亮工《书影》云：今北方难产者，落无声。若熟寐然，以火气熏接其脐，或从旁击镜，以引其声，始能寤，谓之草寐，十只有一二生全。

按：《育婴家秘》云，儿才生下，即气绝不啼哭，俗名闷脐生，即寤生也。必是难产，或冒寒所致。《物理小识》作闷寂生。《胤产全书》谓之梦生。《汇聚单方》谓之梦胎。《推拿秘法》谓之草迷。并同。

痫

王符《潜夫论》云：婴儿常病伤饱也，父母常失在不能已于媚子②，哺乳太多，则必掣纵而生痫。徐嗣伯曰：大人曰癫，小儿曰痫。巢源云：痫者，小儿病也。十岁已上为癫，十岁已下为痫，此痫即宋以后所谓惊风也始见《圣惠》。而大人之病，亦可称痫。隋许智藏诊秦孝王俊曰：疾已入心，即当发痫，不可救也见《隋书·本传》。时孝王已为大人。又《外台》大人方中有痫门，可以见耳。

瞤

《炮炙论·序》目辟眼瞤，瞤字无考。《容斋随笔》引作瞷，亦未详其义。何镇《本草必读》作眼瞷。注云：瞷音贯，张目视，及转目视也。张目视与

---

① 趣：催促。
② 媚子：客家话，爱子。

转目视，岂是病目？予按：瞩，疑是睢之讹。《病源候论》有目睢候。其皮缓纵，垂覆于目则不能开，世呼为睢目。《汉书注》睢，仰视貌。盖皮垂覆则不得不仰视，故谓之目睢。

痃

《霉疮秘录》有或痃爪甲语。又《万氏家抄》疮名蟮痃头。《本草汇言》有软痃疮。痃字，检字书无考，但《品字笺》为首上毒疮，而其义未允当。《原病集释音》痃，音贡，疮疾痃臋，知是与贡同，肿起之义。《小川袖珍方》癫字亦同。

文字从疒

医书文字，温疫之为瘟疫，水肿之为痳瘇，鼓胀之为癥痕，消渴之为痟瘕，劳瘵之为痨瘵，霍乱之为癨乱，历节之为病疬，哮嗽之为瘔瘶，眩晕之为痃痒，鼠漏之为瘰瘘，疰腮之为疰瘟，便毒之为瘊毒，发背之为发痞，辣离之为癞癃，休息痢之为痳瘜痢。凡此类强从疒者，郭忠恕所谓，飞禽即须安鸟，水族便应着鱼，正是此之谓也。

护 项

人之惹风，必自风府，项间飒然，喷嚏随出，次之以恶寒发热，寒日宜护而避之。《资生经》云：岐伯对黄帝之问曰，巨阳者，诸阳之属也。其脉连于风府，故为诸阳主气也。然则风府者，固伤寒所自起也。北人皆以毛裹之，南人怯弱者，亦以帛护其项，俗谓三角是也。予少怯弱，春冬须数次感风，自用物护后无此患矣。凡怯弱者，须护项后可也。《针灸聚英》云：北人以毛皮裹之，今之护风领。南人怯弱者，亦以帛护其领。今护领乃云"蔽垢腻"，实存名亡矣。又朱辅《溪蛮丛笑》云：朱漆牛皮，以护头项，名固项。盖固项，即护领，不止北人为然。

按： 道书以脑后为风窝，亦由此。

贼　风

《医垒元戎》俗云贼风者，窗牖之风，非也。

予按：以窗牖之风，解经之贼风，固非也，然此摄生家之所最可避也。尝阅明·陈龙正《几亭外书》云：孔隙风名为贼风，何也？曰：平面风，如开口之呵；檐下风，如噀口之吹。呵温而吹冷，吹已不可不避，况孔隙风乎！铁之为物，方圆平厚，可坐可凭，惟刀锥不可近，薄与尖故。缝风如刀，隙风如锥，可谓能近取譬矣。

露首温足

予夜寝必覆被没头，否则不能稳睡，数十年以为常矣。《内典》云：欲得老寿，当温足露首。又《应璩诗》下叟前致词云：暮眠不覆首，尝日中坐地读书，见头上有影二三尺，蒸蒸如游丝，盖阳气之从玄府上腾也，方知露首所以得寿。而下叟之言不偶然，然不能顿止。

羹　上　肥

瞥瞥如羹上肥，世人多不解。井金峨先生尝谓予云：瞥瞥财见难认之义，肥谓肉之脂液，浮乎羹面者。凡羹中有肉，则其面有小轮无数，光彩不定，瞥瞥然相逐，此即肥也。后予得数证以质，先生称善。《后汉·郡国志》引《博物记》记石脑油云：其水有肥，如煮肉洎，兼兼永永，如不凝膏。《脉经图说》曰：羹上肥，犹肥珠在于羹面。《病源候论》有肥目候云：似羹上脂，致令目暗。《外台》载范汪五淋方云：气淋者，下如羹上肥。

剂　颈

剂颈而还，无明解，按剂，剂限之义，而还，犹谓以还，言剂限颈以还，而头汗出也。《脉经》有剂腰而还之文。又《尸子》云：莒国有名蕉原者，广寻，长五十步，临百仞之溪，莒国莫敢近也。有以勇见莒子者，独却行剂踵焉，此所以服莒国也。剂颈，剂腰，剂踵，皆限剂之义耳。

消　息

《伤寒直格》云：消息，谓损益多少也。锦城大田公干元贞尝谓云：公羊昭十九年曰，乐正子春之视疾也，复加一饭则脱然愈，复损一饭则脱然愈，复加一衣则脱然愈，复损一衣则脱然愈。何休注：脱然，疾除貌也，言消息得其节。《伤寒论》消息二字，得之而义自明，此说得之。

索　饼

来元成《倘湖樵书》云：今俗以麦面之绵索而长者曰面，其团块而扁者曰饼。考之古人，则皆饼也。刘禹锡赠进士张盥诗曰：忆尔悬弧弓，余为座上宾，举箸食汤饼，祝辞添麒麟。汤饼而举箸食之，马永卿云：即世之长命面。此唐人以面为饼之一证也。汉张仲景《伤寒论》云：食以索饼。饼而云索，乃面耳。此汉人以面为饼之一证也。予按庞安时《总病论》，煮饼是切面条。汤煮水淘过，热汤渍食之，即索饼也。方有执改作素饼，误。《千金》作餢饼。

黄 龙 汤

仲景之方，配四兽，曰白虎，曰青龙，曰玄武，曰朱雀。十聚汤一名朱雀汤，见《外台·澼饮门》先友山田宗俊正珍著《伤寒考》，详论之。而《丹铅总录》云：余尝疑天有五行，星有五纬，地有五岳，人有五事，而二十八宿，何独无中央之宿也？后观《石氏星经》云：中宫，黄帝，其精黄龙，为轩辕。又按：张衡《灵宪》轩辕黄龙于中，则是轩辕一星，与苍龙、白虎、朱雀、玄武四兽为五矣，余于是谓方已取名于四兽，则必有配中宫一星者。后读《千金方·劳复篇》小柴胡汤名黄龙汤，乃并四方，以应五兽焉，此当补伤寒考。

震　气

《菽园杂记》云：凡空屋久闭者，不宜辄入。先以香物及苍术之类焚之，俟郁气发散，然后可入，不然感之成病。久闭眢井窨窖，尤宜慎之。御医徐德夫《寓京》曰：家人方春入花窖，窖深，久不起。疑之，又使一人入焉，亦久不起。燃炬照之，二人皆死其中，盖郁毒中之也。

按：《辍耕录》枯井有毒一则，与此事相类。又熊三拔《太西水法》载避震气说云：地中之脉，条理相通，有气伏行焉，强而密理。中人者，九窍俱塞，迷闷而死。凡山乡高亢之地多有之，泽国鲜焉。此地震之所由也，故曰震气。凡凿井遇此，觉有气飒飒侵人，急起避之，俟泄尽，更下凿之。欲候知气尽者，缒灯火下视之，火不灭，是气尽也。今东都造曲家窖中，时或有发气，烛必灭。以苍术一块障火，则不灭。至其甚，人中之而死，救疗之法，具于先考所辑《济急方》。

砒　毒

《秋灯丛话》载莱郡刘某，遇僧授海上方，多效，其解砒毒，尤为神验。戚某屡求不与，衔之，乃置酒延刘。食毕，扃其户谓曰，尔已中砒毒矣，速语我方，为尔疗。刘不信，顷觉腹中溃动，乃曰：何恶作剧如是？可疾取白矾三钱来。戚如言取至，调水饮之，立解，因恶其吝也，榜其方于通衢。享和中，东都木挽街，有医西良庵，制截疟丸子入砒者，盛囊携出，而行医百余里外。数十日后归家，搬移之际，丸子滚转，杂于烟中。西不知之，一日解装出烟饮之，忽觉口中异常，妻及儿子亦饮。复然，少选三人心腹大痛，苦楚不可名。因开烟检之，见有丸子，大骇，急服解毒药数种，并无寸效，遽呼邻家仙台医官永井元庵而议之。元庵无计可出，偶记《丛话》用白矾事，如法用之，三人便云，药下胸，顿觉心腹一道开豁矣，竟得救三人之命。予亲闻之永井氏，实神验方也，时辑《救急选方》，因收其方。呜呼为医者，小说杂记，亦安可不寓目哉！

八月生子

董含《莼乡赘笔》载：俗传七月生子生，八月生子死。西邻有朱氏，妻八月产一子，妾七月产一子。妾产者周岁而殇，妻所生至今无恙。医书以胎成七月，属太阴脾经脉，内属于肺，土能生金，故寿。八月属手阳明脉，内属于大肠，生气交于泄气，故夭。此论似不足执以为据也。

按：张志聪注《素问·六元正纪》云，七月所生小儿，能育而亦多长寿者，盖七月乃肺脏司养，肺属天，而主气主血。天一生水，感天地之气而生，故育。九月十月，乃少阴太阳所主，皆感阴阳水火而生。若夫八月，乃阳明大肠主气，感阳明之府气而生，故虽生而不育。董氏所引医书，未有所考，与隐庵之言少异，要之此说不足信据。然世人多知之，故录此。

古　方

古方二字，唐人有于诗中用之者，如卢纶"寂寞日长谁问疾，料君惟取古方寻"。又雍陶"新句有时愁里得，古方无效病来抛"是也。天下皆知学古方书矣，见宋陈振孙《书录解题·外台秘要部》。

复　古

李东阳云：予恒病天下之艺，未复于古，而医为甚，今如斯邦，则不然。天下之艺，无不复于古，而医为甚。昔者病其不复于古，而今则病其复于古，何居？其以为古者，非所谓古也。先师井金峨先生尝谓曰：自伊物二公，首倡复古，海内靡然向风，虽小道，亦必效之。遂有废阴阳，排五行，去《素》《灵》诸家，直讲张仲景书者，动辄云是非仲景之语也。夫《素》《灵》固出于后人，而汉儒之学，原于阴阳五行，仲景生于其后，焉知今所谓古学者乎！故有阴阳五行之说，无害其为仲景也。谓之仲景之误则可，谓之后人搀入则不可。且《易》说阴阳，《书》载五行，六气见于《左氏》，岂与先天后天、理气体用，无稽之言同乎？唯其于治病，无所当，则置而不言，固其所已。至其谓之复古，则既无征于前，后何所复之有？此可以砭近来医流之谬也。

药　剂

茅元仪《野航史话》云：余尝怪岐黄家制方，必穷析分厘。而置剂者，每以手为度，必不能合。欲以已疾，焉得不疏？古之名医，止华佗置剂，心识分铢，不假称量。他能剖腹破背，湔洗肠胃，此可仿效乎！斯邦医家，亦坐于此弊，然数十人数百裹之药，每药必较量钱分，殆不胜烦琐，是不得已之势也。

诊　腹

临病必诊按其腹，详见于《四十九难》。杨玄操、丁德用注：此医家四诊之外，不可缺之事也。但历代医书，未见有详论者。张志聪《伤寒论集注》云：中胃按之而痛，世医便谓有食。夫胃为水谷之海，又为仓廪之官，胃果有食，按必不痛。试将饱食之人按之，痛否？惟邪气内结，正气不能从膈出入，按之则痛。又胃无谷神，脏气虚而外浮，按之亦痛。若不审邪正虚实，概谓有食，伤人必多。又按者轻虚平按，若按不得法，加以手力，未有不痛者，此才挽近诊腹之一证也。而近闻吴中医士，寓于崎岙者，独诊脉，而不及腹，予心讶之。甲子冬，使译官问之于苏门胡振，振覆曰：唐山诊治，但有按脉，而无按腹之说。况古来亦并无此法。然亦有之，或患肿胀腹满之症者，视其腹之形色，按其腹之坚软耳。再或幼科童稚，未免伤于食者，故亦按之。其他癥瘕痞块病，人自能详述，亦毋庸按之也。盖此彼邦近代之弊习为然，振不考诸古今医书，漫为之答，亦何陋也！

靥字音

痘疮收靥结靥，世医或为掩音，或为叶音，未详何是。尝阅林恒斋良以《札记》，定为掩音，曰痘靥，或作痘黡，又作痘靥。《全幼心鉴》：痂疤疮黡。《医学纲目》，疮靥曰痂，是也。又通作靥。见《本草》败茅条。合诸说考之，原是《大学》厌然之厌。康成注：厌读为黡，陆音乌单反，痂有闭藏之意，黡之为痂，乃本于此。予按《准绳》云：痘疮收靥，圆净坚厚，如螺靥者上也。《品字笺》：疮痂，俗曰疮厴。《正字通》，疮弇，疮痂也。螺厴草，《养疴漫笔》作螺掩草。时珍海蠃释名：厴音掩，闭藏貌。乃知黡靥厴弇通用，而音掩，皆可以证恒斋之说矣。又《王氏易简方》作收撒。撒，于琰切，音黡，要之会意假借，展转不一如此。又《杨氏家藏方》，摊膏药于纸花，谓之药靥。靥字之义，亦可见也。

福医药案

龚氏《回春》载：南方人有患病者，每延医至诊视，后止索一方，令人购药于市正，闻彼土风俗，今犹为然。天明壬寅岁，浪华舶商十数人，飘泛到福州地，留月余。其内一人染时疾，县司差医，日就客馆诊。医不自调药，唯疏其方而去。衙卒乃携方案，买之药铺，而其煎药，将铁蕉十余本，搕根收土，投诸水中，搅澄用之。曰：铁蕉从日本所载来，株犹带其地土。今用此水，犹用其土水，必无不服水土之患也，盖其用心切矣。予向得其药案二纸，红笺纵九寸，横五寸，字厕行草。其一曰：治郎初一日，洋参五分，麦门一钱_{去心}，川石斛二钱，新会皮三钱，谷芽一钱_炒，生苡仁二钱，云苓一钱，甘草一钱，加东洋土，搅水澄清代水煎。

锡饧

金华戴元礼，国初名医，尝被召至南京。见一医家，迎求溢户，酬应不间。元礼意必深于术者，注目焉，按方发剂，皆无他异，退而怪之，日往观焉。偶一人求药者既去，追而告之曰：临煎时下锡一块，麾之去。元礼始大异之，念无以锡入煎剂法，特叩之。答曰：是古方尔。元礼求得其书，乃饧耳。呜呼，不辨饧锡而医者，世胡可以弗谨哉！见于陆深《金台纪闻》。予弱冠，有偶成诗云：国手喧喧孰是真，俱言寸圭能回春。由来锡饧无辨得，委命求生世上人。乃用此事，近清人《说部》载有宦医以败酱，为陈年食酱，用之病人，病转剧者，事太相类。

左右齐诊

鲁华祝《卫藏图识》云：西藏医，名厄木气。其视脉，以左手执病者之右手，右手执病者之左手，一时齐诊。予向得本邦古医书一卷，其中载诊脉法云：左右齐诊，而脉动应于医之手，左右动数不齐者，死之兆也。此从前脉书，所未言及焉。

文人巨信

予前年，得汪伯玉《大函集》，观其传世医吴桥，文辞逌上，全拟太史公，而其治验三十余则，莫不神且奇焉，以为仓公之俦也。常欲得其遗书而读之，顷者偶阅詹景凤《明辨类函》曰：歙岩镇吴氏医本未精通，而以奔兢得乡荐绅荐引，出入郡县公，遂起巨富。予尝同其视一姻家内人病，日未时，切脉曰：无病，偶感风寒尔，一剂可疗。至酉时，复切脉曰：病减矣。及戌时而妇死，死尚不知，可谓医乎？汪司马公伯玉，往来主于其家，遂为作传，以比太仓公。予于是始知其医之庸劣，而文人之尪信也。

草　药

《本草》有解草药毒方，张景《医说》，萧京《救正编》，并载草药不可服之戒。盖草，草粗之义，非草木之草。《外科精要》云：或用君臣药，或用草药，其疾益甚。《体仁汇编》云：平日有旧病，腹中有草药。又，服君臣药者不治。《己任编》云：浙西人，言出自医家药笼中者，谓之宦料药。俗传单方一二味，谓之草头药。妇女酷信此说。不读书者，从而和之，往往以此误事。

引线候脉

世传翠竹翁引丝诊脉，此医书所未言。《襄阳县志》载：崔真人名孟传，北水关人，从族兄授医学，扫云留月，直为壶公妙术。万历朝，太后病笃，真人应召。诏自帘孔引线候脉，投剂立愈。上赐官赐金，皆不受，遂赐以真人号。后于武当羽化，自号朴庵。此恐因小说《西游记》孙悟空之事传会者。

一　贴

药一贴，始见《金匮》柴胡饮子方后，或通作帖，盖是包裹粘贴之义。陈眉公《太平清话》云：宋朝吴郡士登科者，始于龚诚，其家居昆山黄姑庙，犹藏登第时金花榜帖，乃涂金纸，阔三寸，长四寸许，大书姓名，下有两知举花押。又用白纸，作大帖，如药帖状，贮金花帖于中，外亦书姓名二字，盖以此报其人。以此知其制与斯邦药裹仿佛相似也。食物亦有称帖，元·李材《解醒语》云：尚书范谷英，赐食帝前，食韭芽面旨之，一箸而止。帝曰：不中食乎？英曰：臣岂敢！但天厨珍味，臣已领恩矣。山妻久厌糟粕，将以遗^①之，使知官家有人所不见之物也。帝令尽食之，复赐一帖以归。又《徐氏笔精》：墨一笏，笔一帖。

一　周

今俗病之剧愈，药之验否，皆预期以七日，谓之一周。按郎任实《七修类稿》云：天之所以为天，不过二气五行，化生万物，名曰七政。人之所以为生，亦不过阴阳五常之气行，于六脉见之，名曰七情。天之道惟七，而气至六日有余气盈朔虚，推算时刻。则为一候，故天道七日来复，人身之气惟七，六日而行十二经一日行二经有余，故人之疾，至七日而轻重判焉。

高　缓

小说载医缓姓高，初疑其出何书。又《神仙通鉴》：扁鹊自称高缓。后长桑谓之曰：即以高人自许，更济以谦和，始可免祸，我即以高和名之。后阅郑夹漈《通志》：医缓即医和，声之讹。小说戏文，非无所由。若夫张松北见曹操，以其川中医有仲景为夸，则无所考，而方中行引以为证者何诸。

艾　师

杨铁崖赠艾师黄中子《古乐府》云：艾师艾师古中黄，肘有补注明堂方。笼有岐伯神针之海草岐伯遗针于海岛岸，生艾草，他艾十不及一，箧有轩辕之燧光灼艾禁木火，火镜火珠，取火佳。针窠数穴能起死，一百七十铜人孔窍徒纷庞华佗针灸，不过数处。三椎之下穴一双，二竖据穴名膏肓。百医精兵攻不得，火攻一策立受降。金汤之固正捣穴，快矢急落如飞鹊。梅花道人铁石肠，昨日二竖犹强梁。明朝道人步食强，风雨晦明知阴阳。老师药卷不受偿，何以报之心空藏。施药胜施羊公浆，会有仙人报汝玉子成斗量。

按：艾师又呼灸师。《夷坚甲志》云：汝前世为灸师，误灸损人眼是也。乃以灼艾为业者，今斯邦多有焉。

---

① 遗：给予。

果子药

予每观世哑科疗病，至虚不多用参附之属，至盛不多用消黄之辈，特主平稳之剂。至其危殆，不敢自省，然而以此驰名致富者颇多，不特斯邦。尝阅明江邦申岁寒社《耳目日书》云：小儿医痘，杭城首推某矣。某用药极平易简少，俗所谓菓子药。然渠所谓吉凶分数，约日不差，人以此服之。予曰：此自其眼力高耳，胸中定耳，渠知痘无药也。顺不必服，逆庸服险症亦只须果子药，可保无后怨。《仓公传》云：秦越人非能生人，人自当生者，秦越人能使之不死耳，此又可为一不必服药之明征矣。

矢　医

徐东庄《医贯》评云：热即入里，离表已远，驱出为难，故就大便通泄其热，从其近也。得汗而经热从其解，非汗为害而欲祛之也。便矢而腑热从矢出，非矢为难而欲攻之也。医不察此，专与糟粕为敌，自始至终，但知消克泻下之法，求一便矢，以毕其能事，夭人生命，如是者曰矢医。近来斯邦，矢医极多，可叹矣！

衣上出火

张芳洲《杂言》云：景泰中，晨出暮归，抵家天色尽瞑，入室更衣，逐解下裳，暗中有火，星星自裙带中出，转折至摊上，晶莹流落，凡三四见。荆妇相顾失色，不敢言，忽忆张茂先积油致火之说。而余所为裳乃吴绫，俗所谓油段子。工家又多以脂发光润，况余被酒体气蒸郁，或因以致火。亟呼婢令于摊后力曳裳，以手摩之，及手热几不可忍，火星星至矣。以此知事物异常者，必有所自，不可遽为惊骇传惑人也。此他稗官诸书，间载此事。方药地《物理小识》云：青布衣、大江西洋布及人身之衣气盛者，皆能出火。予先考蓝溪公所识一贵妇，每暗中更衣，火星爆出，因谓妇女栉发于暗中，及猫儿背毛逆摩，俱出火之类。盖体气盛者，偶有搏击而发光者，非真火也。近西洋所赍来一器，其制匣大尺余。一人执线，一人转捩，少选执线人体上，火星星出，迸炸有声，意亦此理也。

同 身 寸

俞穴分寸，滑氏以降，以骨度取之。王太仆所谓同身寸者，未知何寸？徐春甫遂有同指寸之说。《肘后方》取巨阙法云，以赤度之_{赤尺，古通}。《下经》曰：岐伯以八分为一寸，亦未知何尺？考《晋书·裴頠传》云：今尺长于古尺，几于半寸。药府用之，律吕不合；史官用之，历象失占；医署用之，孔穴乖错。此三者度量之所由，得失之所取征，皆絓阂而不得通。此乃似用常尺，要之无论古人所用，即肥瘦修短，随取而随而无差者，莫若骨度焉，此乃千古不刊之活法也。近重表弟山崎子政（善）创制骨度折量尺十二条，不啻用心之苦，捷便未有过于此者焉。

针 下 胎

针术之妙，李洞玄于长孙皇后，屠光远于番阳酒官之妻，庞安时于桐城民家之妇，凌汉章于吴江贵家之妇，张公寿于松江一妇_{出《都公谭纂》}，高邮一医于娈人妻_{出《读律佩觽》}，又滑寿_{《绍兴府志》}焦蕴稳_{《海州志》}丁毅_{《江宁府志》}殷矩_{《仪真县志》}之于临产妇人。或云儿执母心，或云儿手挂母肠，皆隔腹针儿手，胎下而视儿掌有针痕。夫儿居母腹中，在胞内焉，此决理之所无而传纪载之，实可疑矣！

针 不 出

《齐东野语》云：赵信公在维扬制阃[①]日，有老张总管者，北人也，精于用针，其徒某得其粗焉。一日信公侍姬苦脾血疾，垂殆。时张老留傍郡，亟呼其徒治之。某曰：此疾已殆，仅有一穴，或有疗。于是刺足外踝二寸，徐而针为血气所留竟不可出。其徒仓惶请罪曰：穴虽中，而针不出，此非吾师不可，请急召之。于是命流星马宵征，凡一昼夜而张至。笑曰：穴良是，但未得吾出针法耳。遂别于手腕之交刺之，针甫入，而外踝之针跃而出焉，即日疾愈。又《新安文献志》云：程约，字孟博，婺源人，世工医，约精针

---

① 制阃：统领一方军事。

法。同邑马荀仲自许齐名，约不许也。太守掌爱尝有疾，马为左胁下针之，半入而针折。马失色曰：是非程孟博不可？约至，乃为右胁下一针，须臾而折针出，疾亦随愈。由是优劣始定焉。今医家遇针不出，乃针他穴道，正与张程之术符矣。

八脉名义

冲脉，起于气冲，阳维阴维者，维络于身。《难经》既论之，但余四脉，未详其义。杨玄操云：督之为言都也，任者妊也，此是人之生养之本，故曰位中极之下，长强之上。予切疑任者妊也，在女子则可，至男子则穷矣。因考四脉，皆取义于衣物耳。督，裻也，又作裻。其脉行脊中行，犹衣裻之在于背后。申生偏衣，《国语》作衣之偏裻之衣。韦昭注：裻在中，左右异，故曰偏。《史·赵世家》王梦衣偏裻之衣。《正义》按：裻，衣背缝也。《庄子·养生主》缘督以为经。《释文引》李注云：督，中也。赵注：奇经八脉，中脉为督。衣当中之缝，亦谓之督，见《礼记》深衣注是也，督已为衣当中之缝。任则为衽之义，其脉行腹中行，犹衣衽之在于腹前也。而带脉以总束诸脉，犹带之绕腰也。蹻，草履也。《史记》虞卿蹑蹻担簦。二蹻脉共起于跟中，故取名焉。蹻，音吉约切，滑氏音丘妖切，云是取蹻捷超越之义恐非也。

脱文校补

《济世拔萃》载遗山阿魏散，治骨蒸传尸等劳，寒热羸劣，困倦喘嗽。上阿魏三钱、研，青蒿一握、细切，东北桃枝一握、细锉，甘草如病人中指许大，男左女右，以童子小便二升半，隔夜浸药，明旦煎取一大升，空心温服，分为三服进，次服槟榔末三钱。如人行十里，更一服。服至一二剂，即吐出虫子，或泄泻，更不须服余药。若未吐利，即当尽服。病在上即吐，在下即利，皆出虫如马尾人发即瘥，万金良药，可以当之。予尝欲试用此方，然所缺三字，未知何字？亦无他本可校，因姑置之。后偶阅王渔洋《居易录》引元遗山《续夷坚志》载此方，所缺乃甘草如三字，遂得补完之。但此药，如斯邦人，不堪臭，因改为丸子用之，颇有效验。噫此三字，不得之方书中而校补，不量于说部而得之者，抑亦奇矣。医焉可不涉猎群籍乎！

纸鸢放鸽

《续博物志》云：今之纸鸢，引丝而上，令儿张口望视以泄内热。《香祖笔记》引张合《宙载》云：张铎金事言，鸽能辟小儿痄气，当多房养之。清暑令儿开房，故其气着面则无痄气。邦俗云：病瘵人可弄乌猫，患风人，宜乎观鹜，必有所由。

疮毒发痢

王世懋《二酉委谭》云：予历藩臬，于寮寀间，见异症，因录以俟知医者。秦方伯淦，右辖楚中时，背胁间生一痰核，渐大如瘤，闻荆南有善医者，须服药满百帖始除。即少弗效也，如数服之果愈。迁为豫章左，至时了无恙，亡何足微塞？问之云：足面似簇筋，令童子扪之伤皮耳，已遂愈。数日而病痢，提学江公以东，私谓同寮曰：大夫其非痢之谓，疾殆不起乎？余怪而问之，曰：余非知医者也。先大夫先患足疮，一如秦公，已而下痢，竟不治，盖疮毒所发也，秦公乃竟死。一闽参政王公懋德，自延平归，忽瘦甚，须发皆枯，云是消渴证，百方药之弗效。先是延平一乡官，潜谓人曰：王公病，曾有尝其溺否？有此患者，溺甚甜，此不治验也。王后闻之，初试微甘，已而渐浓，愈益甜，王亦自知必不起云。消渴病闻之，溺甜则未之前闻也，岂亦粪甜苦之类乎？二事皆《医说》所未载，予前年视一士人妻岁五十余，云常穿衣缒线，一日于指节间，针尾所触，生小疮，状如瘊子，后渐肿起，延及臂肘发红紫晕，不堪痛楚，日夜号呼，疡医祝药，数日而愈。寻患痢，日数十行，所下如烂鱼肠，百方无效。时予偶记麟洲所笔，心断其必死，后果然。至渴疾尝尿，则见《外台秘要》。而许学士《本事》亦有说，麟洲儒者，或未及检尔。尝粪甜苦，见《吴越春秋》。

缢死用药

《明史》嘉靖二十年，宫婢杨金英等谋逆以帛缢帝，气已绝，太医院使许绅急调峻剂下之。辰时下药，未时忽作声，去紫血数升，遂能言，又数剂而愈。考焦竑《献征录》所用桃仁、红花、大黄，诸下血药也。

双睛突出

王远《奇疾方》载九江有夫殴其妇，致双睛突出。边有兵，过其门，令勿动，取手巾水湿，盛睛旋转，使其系不乱，然后纳入，即以湿巾裹住，令三日勿开。其妇性急，闭二日，遂解巾，眼好如故，但遇风寒常发痛，云解早之故也。予尝见一朴汉，角力之际，左眼睛突出，大如鸡蛋，垂下尺余。初不觉痛，一人多唾手，掬而纳之。须臾半面肿起，痛剧甚，急请眼医。点熨十余日复故，但顾盼之际，乌睛不转为异耳。又闻有力掀鼻涕，目睛突出者，亦不可不知。

疥　虫

《草木子》疥有虫，使明者针而取之，其大不以半粟也。肤革完全，乃因人气血不和，而化生者。钮玉樵《觚剩》云：曹溪金盂常短视，离物寸许，即摸扪不辨，近则能察毫末，年逾七十余犹然。人有疥也，辄为搜取其疥内虫。云疥虫有雌雄，雄者颔下有须，种种然可数。亦有老少，少者色白，但其口稍黑耳。

鹅血治噎

鹅血治噎膈，于方书所未见。特张路玉《医通》载王御九仲君，中翰金淳还公郎，太史韩慕庐东坦，咸赖此霍然。按王渔洋《香祖笔记》、钮玉樵《觚剩》并云：武昌献花寺僧自究病噎死，遗言其徒，剖之胸腹，果得一骨如簪，取置经案，久相传示。后有戎师寓寺，从者杀鹅，未断其喉，偶见此骨。取以挑刺，鹅血愤发，而骨遂消灭。自究之徒，亦病噎，因悟鹅血可治，数饮遂愈，以此方授人，无不验者。鹅血治噎，昉见于此。与《广五行记》所载靛治噎疾事正相类。王渔洋晚年，著《古夫于亭杂录》云：鹅血治噎，试之亦不甚效。盖噎有五种，未知何噎，必有所主对也。

疙　瘩

吴震芳《谈往》载崇祯十六年八月至十月，京城内外，病称疙瘩。贵贱长幼，呼病即亡，不留片刻。兵料曹良直、古遗正与客容对谈，举茶打恭，不起而殒。兵部朱希莱念祖拜客急回，入室而殂。宜兴吴彦升授温州通判，方欲登舟，一仆先亡，一仆为之买棺，久之不归，已卒于棺木店。有同寓友鲍姓者，劝吴移寓，鲍负行去，旋入新迁。吴略后至，见鲍已殂于屋。吴又移出，明辰亦殂。又金吾钱普民同客会饮，言未绝而亡。少停，夫人婢仆辈，一刻间殂十五人。又两客坐马而行，后先叙话，后人再问，前人已殒于马鞍，手犹扬鞭奋起。又一民家，合门俱殂，其宰多藏。偷儿两人，一俯于屋檐，一入房中，将衣饰叠包，递上在檐之手，包积于屋已累累，下贼擎一包托起，上则俯接引之，上者死，下者亦死，手各执包以相纤。又一长班，方煎银，蹲下不起而死。又一新婚家，合卺坐帐，久不出，启帏视之，已殒于床之两头。沿街小户，收掩十之五六，凡楔杆之下更甚。街坊间的儿，为之绝影，有棺无棺，九门计数已二十余万。大内亦然。天师张真人辑瑞入都，出春明不久，急追再入，谕其施符喷咒，嗪经清解，眠宿禁中，一月而死亡不减。发内帑四千，三千买棺，一千理药，竟不给。十月初有闽人补选县佐者，晓解病由，看膝弯后，有筋肿起，紫色无救，红则速刺出血，可无患，来就看者，日以万计。后霜雪渐繁，势亦渐杀，闽医以京衔杂职酬之，明春为流贼所贼。予按：所谓疙瘩，即痧病也。王庭《痧胀玉衡》序云：忆昔癸未秋，余在燕都，其时疫病大作，患者胸腹稍满，生白毛如羊，日死人数千，竟不知所名。有海昌明经李君见之曰：此痧也，挑之以针，血出病随手愈。于是城中舁而就医者，亦日以千计，皆得愈而去。崇祯十六年，岁在癸未，正与谈往之言符矣。此明年闯贼陷燕京，明亡。予谓此不必病，亦妖孽耳。

针入肉中

针误入肉，若不即出，经年累月，走趋肉中，必出从他处，予亦往往目击焉。袁漫恬《书隐丛说》云：鄂州武氏女，得奇疾，痛时宛转不堪，一道人以药敷之，一铁针隔皮跳出。余侄家幼婢，寤寐中手面腕间，如虫螫之痛，若有物入于中，自后蠕蠕微痛，渐渐缘臂湾，环而上，直至肝背，忽露一细头，以指摘之，乃是一无孔铁针，其痛始愈，计其三月之久矣。夫针之偶入肤肉亦常耳，独异其宛转而上，且能自穴而出，视武氏女又异矣。昔人之所谓蜿蜒如龙者，安知非此等耶，以是知事理之不可测，而物性之不可知也。

辟 谷 丹

甲辰初冬，予于旧书肆中，见古本《脉经》，乃购归而检之，乃熙宁三年，官刊小字原本也。会篡墩吉资坦安见过，二人反复展览之际，忽获夹纸一幅，疏辟谷丹方甚详，不知何人书，小行草如发。资坦曰：此书态度清逸，在于董玄宰、陈仲醇伯仲之间，此宜宝惜焉。未知试之于今，验否如何？而其方甚奇，姑录于此。

曰：此方圆者服之，终岁无饥寒之迫。病者服之，七日有回生之功。更宜修真着行之侣，为入山了道之助。凤缘秘授，妄泄遭愆。凡修制须用黄道天德吉日，忌孝服妇人鸡犬见之。砂裹汞七厘半，明朱砂一分七厘半，乳香一分五厘，茯神五分，茯苓五分，木香二分、飞，管仲七分，蕨粉二钱八分，龙骨五分，黄丹飞过、二分五厘，雄黄二分，黄蜡三钱，松香三分，冰片一分五厘，上好者白术五分，大金箔十五张、存二张为衣，金箔汞丹雄五味，细药另配。研极细不见星片，又另细研，余八味共末，候松香黄蜡溶化，先入搅匀，次下细药，速搅随提，离火下片，捣千余下。捣一下，念一声，救苦观世音菩萨。如凝硬，焙软再捣，分作六丸，金箔衣之，磁合阴干，仍蜡固为丸。服此先淡斋数日，临时食白水淡面，一饱。然后用乳香汤，乘热送下一丸，入室静养，扦心减言，不得劳动。如觉微饥，进梨汁三五口，或井花水一小杯。七日外，方可行走说话，时常冷水不忌。或一月一季，以至半年一年，并不饥饿，身体转健，精神倍长。要饮食，服青菜汤一碗，原药饵下稀粥补之，兼用枣汤梨汁独参汤更好。七日内，忌盐酱酸辛，以后不忌矣。服药咒曰：这灵丹不可言，名山洞府聚神仙，遗在世内常救苦，保国安家性命全，吾奉太上老君，急急如律令。

种 痘

《医通》云：迩年有种痘之说，始自江左，达于燕齐，近则遍行南北。详究其源，云自玄女降乩之方。《金鉴》云：古有种痘一法，起自江右，达于京畿。究其所云源，云自宋真宗时，峨眉山有神人，出为丞相王旦之子，种痘而愈，遂传于世。《弋阳县志》云：黄旻曙五十三郡人，徐成吉五十五郡人，得十全神痘法。以棉絮取痘浆之佳者，送人鼻内，及愈有瘢如真，往往灵验，远近皆闻其风焉。方象瑛《种痘小引》云：江楚间，多种神痘。相传昔有道士，悯痘症杀人，礼峨眉山，四千九日，梦授某童子仙苗，翌日痘出。李仁山苏州人，享保中来寓于崎馆云：种痘之法，出自神授。前有徽商施姓者，泛海至一山，遇天后显灵，授以此法。按种痘之源，诸说渺茫如此，盖其起自明季无疑矣！闻斯邦房州滨海一村，有自数百年前，行种痘法，多用干苗，乃先于彼土，而知用此，亦奇矣。夫痘之顺逆，系于受毒之轻重，不由种与不种，然不种而逆，人必委之于天。种而逆，必恨种者，不若任其自然也。有人问痘可种否者，予则常以此为答。

五 云 子

名医五云子，名宁宇，系出于太原王氏，庆安中投归，住于东都，就学医者众。万治三年，庚子四月十六日卒，墓在三田小山大乘寺。后门人数辈，列于医官，于是一派相传，盛于今焉。张膏，字甘子，号提山，朝鲜之役，属袁了凡从军，为我兵所俘。张善眼医，后丰公遣归之，赞州渡边氏得其术，行眼医，子孙相传于今。又孟二宽武林人，朝鲜之役，为我军所俘，业医改姓名称武林次庵，明历三年死，其孙唯七为赤穗侯臣，殉节。

卜 斋

板坂卜斋手钞《针灸聚英》四卷，有那波道圆及陈元赟跋，皆真迹，卷末有浅草文库印记。卜斋名如春，世为名医，好蓄书，居于浅草寺之北，明历元年十一月卒，墓在竹门医王院。林学士信笃铭，予近购此书于一书铺，因其六世孙宗悦来乞之恳笃，遂与之，以归于其家。今记陈氏跋曰：尝观人之生也以水土，水土之失宜，则疾病因焉。古之圣人，既创草木之剂调之矣。然又以为草木效迟，不若金火之功速也，此针灸之书所繇作也。兹有《针灸节要》二书，流传于世久矣。儒医板坂卜斋翁，重录而正之，以珍其传焉。倘亦以金火襄水土之不及，而起千百世之疲癃者乎？不佞遇过斋头，披阅而有得于心。遂濡笔于左，以旌吾翁力古之功。明崇祯戊寅，孟秋中浣十九日，虎林元赟谨题，按崇祯戊寅者，本邦宽永十五年也。

俞琰书

先考蓝溪公，藏嘉靖中太医院俞琰，送日域金持重公序一幅。云：重公好为医方，东国之豪杰也，凡三百余言，书法似松雪。数十年前，偶为人借失，今归于不知何人，懊惜之至，不可弭忘，聊记于此。

瞽 医

谷友信字文卿，号蓝水，三藏失明，受针医术于祖考玉池先生。而善赋诗，记忆书传，讲唐明诸家之诗，殆解人颐，名声渐盛，王侯大人，竞邀侍焉。中年弃针移于内医，记药方三百有余，行道之际，口必诵之。予尝造其庐，坐有抽屉箱子，其内实小纸袋，贮药二百许。谓余曰：仆用桂，必选东京上好者，请试焉。伸手引屉，直取出小袋中物示之，其为无异明目人。或以为依小袋次第记之，窃乱抽其一问，或摸或嗅，而言其药，曾无一差。人殚惊异，以是其技亦稍行权贵间，遂有仕进之志，不果而殁。夫瞽而为医，于四诊中，不得不缺望之一诊矣！而王元美有《太医盲者邵君像赞》，又《长洲志》载张颐以瞽人治病，能豫刻年月，决人生死。有名吴中，此盖旷古无比。顾文卿亦奇人，必察之有方。世上自多明目之人，后来瞽者，脱欲继其踵，我恐增地下人。

卷
中

047

知时捷法

《北山医话》载鼻息知时一则，予尝得知十二时捷法。其法先用丝线长尺余，穿钱孔缠结，双指举线末持之。钱下垂尺许，下承以瓯若盂属，勿令钱至底，勿令手动摇。如此须臾，钱稍稍活起，左右摇荡，触边作声。若辰时，则作声五次而止，巳时则四次，余皆如此，但两时中间，则仅一声，妙不可言。仓猝之际，可以代自鸣钟，或谓指端有脉动而应之，此理不可晓者。

虎 咬

明和中，朝鲜有虎患。对州戍卒夜巡者，忽遇一虎，直操枪刺之，虎怒号，临死嚙断其胫肉，急召国医请治。医诣，先以新汲水，浇灌伤处数十回，冷极矣。因活剖鸡腹，乘热窨伤处，随冷随换，杀鸡者数十只，伤处渐坟起而燉热，乃以膏药敷其上，内用败毒散，加一味雄黄服之，凡旬余而愈。此法又可治瘈狗咬伤，州人雏河某，尝为予谈，未知方书有载之者否。

蒙 汗 药

《本草》载解蒙汗毒方，未知蒙汗何物。《十便良方》引《鸡峰方》云：解中毒蒙翰，昏闷不省，盖蒙翰即蒙汗。郎仁宝《七修类稿》云：小说家，尝言蒙汗药，人食之昏腾麻死，后复有药解活，予则以为妄也。昨读周草窗《癸辛杂志》云：回回国有药名押不卢者，土人采之，每以少许，磨酒饮人，则通身麻痹而死，至三日，少以别药投之即活，御药院中亦储之，以备不虞。又《齐东野语》亦载草乌末，同一草食之即死，三日后亦活也。又《桂海虞衡志》载曼陀罗花，盗采花为末，置人饮食中，即皆醉也，据是则蒙汗药非妄。予按明·梅元实《药性会元》云：羊踯躅花，不可服，误则令人颤抖昏倒一昼。如用可拌烧酒蒸三次，即无虑矣。同陀罗花、川乌、草乌合末，即蒙汗药。又王翊《万全备急方》蒙汗俗名麻汗。又清·张介石《资蒙医径·铦骨门》载蒙汗药，一名铁布衫，少服则止痛，多服则蒙汗。其方闹阳花、川乌、草乌、瓦龙子、自然铜、乳、没、熊胆、朱砂、麝香，凡九味，上为绝细末，作一服，用热酒调服，乘饮一醉，不片时浑身麻痹，得数说而始明矣，然蒙汗未详何义。先友山田宗俊云：蒙汗即闷之反切，犹秀之为唧溜，团之为突栾之类。予昧于韵学，未知此说为得否？何培元《本草必读》云：蒙汗药，烟草子所造。烟草，岂宋元时得有之。又《秘方集验》云：蒙汗药，俗呼烧闷香。不知亦是何物？后阅史揖臣《愿体集》云：旅店临卧，置水榻前，以防闷香。又郑仲夔《耳新》云：昔有客投河北逆旅，室中纸糊甚密，俄一女子过前，言烟来伏地者再，夜久，果有烟，因忆女子言，得不死，明日白官捕，设媒者，娶女子以去。尝闻失火之家，须匍伏而遁，不则难出于烟。又有衔水以御之，王兆云《挥麈新谭》亦载一事，全与此同，盖此烧闷香也。然《水浒传》蒙汗药，皆置酒中，无毒烟熏死事，则集验之说恐妄耳。

金箔治杖疮

《四朝闻见录》云：王泾颇宗继先术，亦有奇验，然用药多孟浪。高宗居北宫，苦脾疾，泾误用泻药，竟至大渐。孝宗欲戮之市朝，宪圣以为恐自此医者，不敢进药，止命天府杖其背，黥海山，泾先怀金箔以入，既杖，则以傅。若未受杖者，邦俗打扑肿疼，亦傅金箔，未无所自也。

丹　药

程宗衡《释方》云：丹，丸之大者也。程涓《千一疏》云：丹，单也。一方治诸病之谓。予按二说皆非也。赵与旹《宾退录》引王思诚《翠虚篇·序》云：采时唤为药，炼时唤为火，结时谓之丹。又《圣济总录》云：丹者，烹炼而成，有一阳在中之义；丸者，取其以物收摄而已。今以火炼及色赤者为丹，非炼者为丸。又按《抱朴子》云：仙药之上者，丹砂。陶弘景丹云：丹即朱砂也，盖以方士多煅炼服饵。凡诸石煅炼之物，泛然称之丹，后草药，如控涎丹，亦称之丹，竟无知其所由焉。

六一泥

仙丹，以六一泥封之火之，始见《抱朴子·金丹卷》，未言六一泥是为何物。《黄白卷》云：以蚓蝼土及戎盐为泥，泥釜外，此盖六一泥。《千金》而降，其方渐繁。然六一泥，唯取其坚固，使药气不泄耳。按商浚《博闻类纂》云：凡炉火中，用盐泥乃是盐烂研细，自然成泥，一名六一泥。六与一皆水数也，盐泥固济，医家常为之，而其知为六一泥者殆希矣。《本草述》云：六味同为末，故云六一泥非。

刀　圭

陶氏《本草》序例云：刀圭者十分方寸七之一，准梧桐子大。《医心方》引《范汪方》云：二麻子为一小豆，三小豆为一梧实，二十黍粟为一簪头，三簪头为一刀圭。《外台》《删繁》车前草汤方后云：一刀圭者，准丸如两大豆大。《汉律历志》注云：六千四季为一圭，按数说似异，而其实大抵同。董谷《碧里杂存》云：按《晦翁感兴诗》刀圭一入口，白日生羽翰。然学者皆不知刀圭之义，但知其为妙药之名耳。嘉靖十四年，八月晦日，忽悟刀圭二字，甚痛快，不知古人亦尝评及此否？前在京买得古错刀三枚，京师人谓之长钱，云是部中失火，煨烬中所得者。其钱形正似今之剃刀，其上一圜，正似圭璧之形，中一孔，即贯索之处。盖服食家，举刀取药，仅满其上之圭，故谓之刀圭，言其少耳。刀，即钱之别名，布也，泉也，错也，刀也，皆钱之类也。无年号款识，殆汉物乎。又按《千金》太乙神明丹方后云：凡言刀圭者，以六粟为一刀圭。一说云：三小豆为一刀圭。据以上诸说，六粟疑是六十粟之讹。

三　建

《程氏释方》云：附子、川乌、天雄，性燥而悍烈，乃雄健之药也。又陶隐居云：三种本出建平，故谓之三建。苏敬则辨陶之非，谓建乃菫之讹，盖菫乌头苗耳，亦未为得也。又周草窗《癸辛杂志》云：川乌建上，头目虚者主之；附子建中，脾胃寒者主之；天雄建下，腰肾虚惫者主之。予按仲景有建中汤，果如杂志之言，则当曰建三汤，而不可曰三建汤也。尝读谢灵运《山居赋》云：二冬并称而殊性，三建异形而同出。自注：三建者，附子、天雄、乌头。三建之名，盖其来尚矣。偶检韵书，建根一声。巢源：疮根，一名疮建。《本草》毛茛，一名毛建。因窃疑三建，或是三根之谓。王晋三《古方选注》云：三生饮方中，南星作虎掌云，《肘后方》名三建汤。附子小而丛生者，为虎掌，悉是天雄一裔。南星亦名虎掌，乃相沿之误，实非南星也。按《肘后》不载三生饮，此说殆为谬妄。

骗 马 丹

程泰之《演繁露》云：尝见药肆鬻脚药者，榜曰骗马丹。归检字书，其音为匹转，且曰跃而上马。《通典》曰：武举制土木马于里间间，教人习骗，始悟骗之为义。予按《神仙遗论》：便毒，一名骗马坠，盖亦取义于此。薛蔚《西厢》注：骗马，盗贼之属，误也。

中毒昏眩

陆粲《庚己编》云：盛御医寅，一日晨入御药房，忽头痛昏眩欲绝，群医束手，莫知何疾。勅募人疗治，有草泽医人请见，投药一服，逡巡即愈。上奇之，召问所用何方？对曰：寅空心入药室，卒中诸药之毒。能和诸药者，甘草也。臣用是为汤以进耳，非有他术也。上诘寅，果未晨饔而入，乃厚劳其人云。龚氏《回春》载药室家人，正锉药，忽仆地不省人事。此非病也，必药气熏蒸，中于药毒。令与甘草煎汤，灌之立醒，都本于此。

卷　下

紫　色

《五脏生成篇》：生于肾，如以缟裹紫。据宋·王栐《燕翼贻谋录》及赵彦卫《云麓漫抄》：古之紫，赤汁染之，与朱相近，故《论语》云夺朱。今之紫，起宋仁宗晚年，时谓之黑紫，又谓油紫黝紫。以古之紫，为浅紫，或北紫，或赤紫。予按经文，与乌羽对，与炽反。《神农本草》紫草、紫芝、紫石英属，皆以今之紫得名焉。《尔雅》：藐，茈草。郭璞注：可以染紫。《本草》陶注亦云：紫草即今染紫者。《说文》：紫，帛赤青色。邢昺《论语疏》云：紫，北方间色。北方正水黑，克火赤，故紫色，则知不始于宋时也。《本草》《素问》皆汉人所撰述，许慎亦汉人，意今紫古有焉，而后失染法。至于宋再得之者，王赵博洽之士，何不检及于此乎？世妇女藏衣物于匣中，紫赤必分置之，不然，紫吸赤色变绛，家人亦数验之。岂夫子所称，亦今之紫，而其云夺者，其谓之与。是诚臆度，录以俟后考。

鹘 突 羹

先友奥州志茂吉卿云且尝问予曰：《本草》鲫鱼附方，有鹘突羹，未审鹘突是何义？予书一纸，引援诸说以答之，今漫记于下。刘孟熙《霏雪录》云：骨董乃方言，初无定字，东坡尝作骨董羹，用此二字。《晦庵先生语类》只作汩董。《字学集要》云：骨董以鱼肉诸物埋饭中，谓之骨董饭。和羹中，谓骨董羹。《留青日札》云：卖宝货诸物兼备者，曰骨董铺。村夫称古董，谬矣。《渔隐丛话》作谷董羹。《通雅》引《名物考》云：惠州有骨董羹，则鹘突羹耳。孙奕《示儿编》云：胡涂读鹘突，或曰不分明也。鹘，隼也，突起卤莽之状。《金壶字考》云：胡涂音忽突。成聊摄注《伤寒论》云：懊憹者，俗谓鹘突是也。盖心中愦闷，不可名状之义。《品字笺》云：骨指肉中之脆骨，董谓莲之藕芽也。未知此说何据？

药用后窍

《新齐谐》载：回回病不饮药。有老回回能医者，熬药一桶，令病者覆身卧，以竹筒，插入谷道中，将药水乘热灌入，用大气力吹之。少顷腹中汨汨有声，拔出竹筒，一泻而病愈矣。

按： 便秘不中用承气辈，宜用蜜煎姜兑等者，以西洋唧筒名契里私打儿盐水和蜜，入筒中，以筒嘴插臀窍，挤入直肠内，甚为捷速。

儿啼于腹中

《玉芝堂谈荟》云：《鸡跖集》王昙逸母孕时，腹中闻啼声。宋孝武大明中，张畅妾怀孕而于腹中啼，声闻于外。又后废帝元徽中，车莞徐垣妻，怀孕亦然。《旷园杂志》云：康熙三十八年，柏某分巡江西，有胥役吴敬妇，怀八月，腹中忽呱呱作声，一时喧传。时杭州有柴北溟，善医，客柏署，柏因嘱往视。见妇极委顿，而腹中作声不止，举家惊恐。柴坐定，审视良久，顾座间，有象棋一奁，随手散倾于地，令人掖妇，逐一拾起纳奁中，逾时拾至二十三枚而声止。

按： 虞氏《正传》云：脐带上疙瘩，乃儿口中含者，因妊妇登高取物，脱出儿口，以此作声，令妊妇曲腰，向地拾物，使儿复得含入口中即止。柴乃用此术耳，不足为奇。予昔闻先慈言，予亦在先慈腹中，作声者数次。

茶　功

《名医类案》载沈诚庄以茶治肃王疾事。何乔远《名山藏》云：西番，中国藩篱也。秦蜀产茶，茶性通利，疏胸膈底滞之气。西番人嗜奶酪，不得茶则困以病。《七修类稿》亦载此事云：盖以彼欲茶不得则发肿病死矣，欲麝香不得则蛇虫为毒禾麦无矣。殊不知贡易不通，则命死一旦，安得不救也哉。《滴露漫录》云：茶之为物，西戎吐蕃，古今皆仰给之。以其腥肉之食，非茶不消；青稞之热，非茶不解，是山林草木之叶，而关系国家大经。诸书所记，皆以其荡涤胸中之腻也。而《本草》所未论及，故表而出焉。又《国史补》载故老云：五十年前，多患热黄。近代悉无，而病腰脚者多，乃饮茶所致也。

按： 茗，见《管子》。茶出王褒《僮约》及《飞燕外传》。又吴孙皓赐茶荈于韦曜，盖李唐以前，未大行于世也。唐开无中，泰山灵岩寺有降魔师，大兴禅教。禅务于不寐，又不夕食，皆许其饮茶，人自怀挟，到处煮饮，从此转相仿效，遂成风俗。至陆鸿渐，常熊伯茶道大行详见《封氏闻见记》。古时有《扁鹊疗黄经》，点烙三十六黄经，知斯疾多。考《本草》：茗，清热，解炙煿毒。今如本邦，亦罕患之者，岂茗饮行之验欤！而《相感志》云：吃茶多，令人黄。后世亦有茶黄之称，则与《国史补》之说相反。

若 木 疮

《三因方》露宿汤方中，用若木疮一掌大，人无辨其为何物焉。考《程月溪释方》露宿汤诗云：露宿青榴皮，椿根草菓宜，杏仁甘草锉，乌梅姜片随。知若木疮是椿根。《奇效良方》亦无若木疮，有椿根皮。而施氏《续易简》《永类钤方》作苦木疮。王氏《易简》治痢药中，有苦木桐。疮桐音相近，岂桐讹为疮乎？《百一选方》引《泊宅编》载椿根止痢之功，当并考《东医实鉴》露宿汤方云：苦木疮，一掌大，即樗根白皮。

钟 馗

《本草纲目》历日后，出钟馗一条。时珍集解，全袭杨用修，而不详药方所用何物。按：都卬《三余赘笔》云：唐故事，岁暮赐群臣历日并画钟馗。刘禹锡有《代杜相公谢钟馗历日表》云：图写威神，驱除群厉，颁行元历，敬授四时，弛张有严，光增门户之贵，动用协吉，常为掌握之珍。又有《代李中丞谢钟馗历日表》云：续其神像，表去厉之方，颁以历书，敬授时之始，按：张说谢赐钟馗及历日表，见《文苑英华》五百九十六卷。乃知《圣济总录》杨起《奇效单方》所用正是此物也。又《日下旧闻》云：明时禁中岁除，安放绢画钟馗神像。像以三尺素木小屏装之，缀锢环悬柱，最为清雅。出《旧京遗事》。

龟　板

冯梦祯《快雪堂集》载：王节斋先生，素工医，抚蜀时，患虫病，访知青城山有隐者能治，招之不来，乃躬造之一宿。隐者脉之云：此虫病也。问何以致此，乃诘其尝所服药。云：素服补阴丸。曰：是矣。其虫乃龟板所致，龟久生之物，惟败板入药，不得已，用生解者，须酥炙极透，应手如粉者良，少坚得人之生气，其生气复续，乃为虫耳，此非药饵所治。公自今寿尚可三年，犹及生子，公遂归，三年生子而卒。龟板良药，制法一乖，取祸如此，以节斋之善医，尚有此矣，医可轻言哉。庚寅八月廿一日，闻之姜子干。

按： 王节斋《本草集要》云：龟乃阴中至阴之物，禀北方之气而生，故能补阴血不足。又：方家以其灵于物，故用以补心甚效。此说盖出于丹溪，王氏深信丹溪，不啻笔之于书，自用以取祸如此，抑似愚焉。然龟板为虫之说，亦难信据。而又《紫桃轩杂缀》所载一事，殆与此相类。云：昔润州一大老，性喜服食，所制补剂中，用败龟板，饵之垂十年，颇健朗。晚岁忽患虫膈，厌厌就尽，乃谒白飞霞。飞霞诊视良久曰：此瘕也，公岂饵龟板药耶？今满腹皆龟，吾药能逐之，其在骨节肤腠中者，非吾药所能也，公可速治后事。乃与赤丸数粒服之，下龟如菽大者升余，得稍宽，不数月仍敝。易箦时，验小遗，悉有细虫仿佛龟形，其得气而传化如此，可畏哉！

紫 河 车

紫河车，不可服饵。李东璧既辨之，今又读诸书，采李氏所未言及者，备录于下。程若水《医彀》云：紫河车，本草并无其名。今人取其生发之源，混沌之皮，包含变化，将以补人，此未达至理者。夫儿在胞，始由白露桃花，渐而变化，脏腑四肢百骸，以至皮毛骨肉气血精神，无不具备，十月满足，乃变化至极之处。物极则返之时，正是瓜熟蒂悬、栗熟自脱之际，且其精华，皆聚于儿，既产其胞衣尚有余气存耶，未闻栗壳瓜蒂，尚有补者。其大造丸，有服之而效者，乃余药之功，非河车力也。李日华《六研斋笔记》云：宋元干吾里奇士，以医游长安，所寓必楚洁，种树引流，以自怡。见一时贵者，竞服人胞。乃著论排之曰：今人食禽卵而弃其壳，以其无滋也。胞即人壳，奈何贵之？周亮工《书影》云：亲串有从余游都门者，其人谨愿，生平绝迹北里，突生天疱，不解所自。予忽悟其故，解之曰：君质弱，常服紫河车。京师四方杂集，患天疱者甚伙，所服药中，安知无天疱衣胞？此疮能延子孙，气味所冲，尚能中人，生子多无皮肤，衣胞尤为毒气所归，君之患，必源于此，众皆以为然。《五杂组》所论，其意与程李同，当参看。

人参生熟

明·徐兢《高丽图经》云：人参之干特生，在在有之，春州者最良，亦有生熟二等。生者色白而虚，入药则味全，然而涉夏则损蠹，不若经汤釜而熟者可久留。《清三朝纪事》云：我国与明人以人参交易，用水渍之。明人佯不欲市，国人恐朽败急售，多不得价。上虑民用不充，欲煮而暴之以售，诸贝勒难之。上不听，令如法以制，不急售，得价倍常，民用以利。

按：《本草》无人参汤煮之说。特《冯氏锦囊秘录》云：人参微寒，温。微温者，言其功用也。云微寒者，言其所禀也。有采来入沸汤，略沸即取起焙干，或生置无风处阴干。凡带生而采者，有皮力大，过熟而采者，无皮力驯。临用切薄片，银石器中浸，火熬汁。如入丸散，隔纸微焙炒。如欲久藏，和炒米拌匀，同纳瓶中封固，则久藏不坏，且得谷气也。予试之，生者不啻轻虚，肉脆而瘪皱，不若经汤者，肉实而肥也。今朝鲜所贡，皆经汤者，如其收藏法，唐秉钧《人参考》载数款。今试之，冯氏之法为得矣。

广东人参

《惠州府志》云：韩宗伯曰坡公罗浮五咏，人参、地黄、甘菊、薏苡、枸杞，莳于山房之小圃，各为诗纪之。今罗浮所产，惟枸杞、薏苡恒有，甘菊亦时有之，人参、地黄即老圃无能识者。当时崎岖万里，从何移根？人参之诗曰：灵苗此孕育，肩股或具体。又曰：青桠缀紫萼，员实坠红米。言之凿凿，应非浪语。然二物不书，传信也。又屈翁山《广东新语》云：广东无人参。而宋广业《罗浮山志会编》则云：人参，罗浮所产，殊与《本草》人参不类。状如仙茅，叶细圆，有紫花。三叶一花者为仙茅，一叶一花者为人参。根如人字，色如珂玉，煮汁食之，味与人参无别，但微有胶浆耳。滋补亦如人参，山人采作药饵。

按： 罗浮，在广东惠州，此则别是一种人参。而今舶上广东人参，非广东所产，以其初广舶载来，遂有其名，乃与罗浮产者殊异。

刨　　参

王士禛《居易录》载新定刨参之例。刨人参，亲王一百四十名，人参七十斤；世子一百二十名，人参六十斤云云。按：刨，削也。高士奇《扈从东巡日录》云：探参之法，以四月及七月，裹粮入山，其草一茎直上，独出众草，光与晓日相映，则刨取其根一窠，或四五歧，或二三歧者。《清会典》：康熙五十三年题准，令乌喇采蜂蜜，人一年采蜜，一年刨参，据此则刨参似谓刨取而不经制者。

人薓茈胡

薓，《说文》人薓，药草，出上党。《本草》遂谓后世因字文繁，遂以参星之字代之，从简便尔。然而前汉史游《急就篇》，远志、续断、参、土瓜，颜师古注：参谓人参、丹参、紫参、玄参、沙参、苦参也。又王符《潜夫论》云：治病当得人参，反得罗服。则本草之言，不必矣。茈，《尔雅》《玉篇》及《上林赋》皆为紫草之紫也。惟《急就篇》云：黄芩、茯苓、礜、茈胡。颜注：茈，古柴字。而《战国策》淳于髡曰：今求柴胡、桔梗于沮泽，则累世不得一焉。世称好古者，特用人薓、茈胡字，而以人参、柴胡，却为后世之字，且以茈为紫音，可笑之甚也。时珍云：《伤寒论》尚作薓字，作茈字。考宋板《伤寒论》，犹作柴参。今宋板，赵清常所校，必非治平之旧。但成无己本，释音，茈音柴，人薓下音参，则知古本如此。

生金脑子

晋贾后饮金屑酒死，则生金有毒可知矣。又梁萧衍废齐宝融为巴陵王，乃使郑伯禽，诣姑熟，以生金进。王曰：我死不须金，醇醪足矣，是亦以生金毒杀之也。《吴录》，荆州刺史王叡刮金饮之而死，此亦当是生金矣。宋文天祥、贾似道皆服脑子求死，不得，惟廖莹中以热酒服数椀，九窍流血而死。此非脑子有毒，乃热酒引其辛香，散溢经络，气血沸乱而然尔。又《明季遗闻》丘瑜初被执，即自缢，为贼救醒，后服冰片死。

土中燋米

《西阳杂俎》：乾陀国，昔尸毗王仓库为火所烧，其中粳米燋者，于今尚存，服一粒，永不患疟。又周栎园《书影》云：去汀州八十里，名蓝田，石城邑所属。地有山，号蜡烛峰，圆秀异常，山腰环转，一路如带，路产糯米，杂砂砾中，色若火微煅，而文理划然，乡人病心者，拾嗽之即愈。余曾游此，命小奚数人拾，各盈匊几殆尽矣。旋踵视之，又累累如贯珠，真异事也。又吴震芳《述异记》云：楚武昌府，汉阳门内，旧有陈友谅广积仓基，今皆为民居。康熙甲子年，有地中掘得黑米者，黑如漆，坚如石，炒之松，研为末，治膈症如神，价比兼金，临海教谕吴牖丹在楚亲见言之。又王械《秋灯丛话》亦载武昌黑米治膈事云：天门学宫前，明改建北郭仓基地，亦掘得黑米，治疾颇验。乾隆丙申，黄州重修郡学，疏浚泮池，池底积米甚伙，色似漆而坚，治病如前，人争取之，太守王公廷栋恐系前人镇压物，禁而掩之。

按：本邦奥州二本松，地有名长者仓，土中出燋米，如诸书所记，金峨井先生东游之时，采得而归，详见其所著《考盘堂漫录》中。又闻上总州，夷灊郡，万木城趾中，于草间往往得燋米，患疟人，水服一粒，立愈，见《房总志料》。

肉 豆 蔻

《本草》所载肉豆蔻形状，仅其中核耳，不知核外有肉包之。予常于侍医桂川公鉴国瑞所，啖蛮舶所赍蜜渍者，大如鹅蛋而圆，香味异常极美，此盖《池北偶谈》所载荷兰贡物中甜肉豆蔻者。《公鉴》云：肉豆蔻木本，《本草》收之于芳草部中甚误。考荷兰《药谱》，树如梨，叶如桃而小，花如蔷薇，其香可爱。花褪后，结实，形如胡桃，第一层为肉，极厚，可以为蜜渍而食，在树而熟则拆裂。第二层为膜，着核上如栗莸，软而黄赤，其香最馥郁，剥下干收，以为料物，甚佳。中核，即药品所用也，核外肉厚，故对草豆蔻，称肉豆蔻。

牧靡

郦道元《水经注》：牧靡音麻，县名。云牧靡可以解毒，百卉方盛，鸟多误食乌喙，口中毒，必急飞往牧靡山，啄牧靡以解毒也。李奇注《汉书》云：牧靡，即升麻也。而段柯古云：牧靡不知何药也？盖失考耳。予谓方书云：无犀角以升麻代之，朱二允辨其误，然若用此县之产，其效宜不减于犀角焉。萨州曾士考昌启云：牧，当是收讹，收周同音。《本草》：升麻一名周麻，可以证焉。《通雅》作收靡县。

茯苓

茯苓、茯神原是一物，《别录》强判之耳。《史记·龟策传》作伏灵，乃神灵二字互用。《广雅》：茯神，茯苓也。《太平御览》引《本草经》：茯苓，一名茯神，可为证也。屈大均云：茯者伏也，神伏于土中而为苓，故曰茯苓，苓者灵也，神能伏则灵，盖有见于此。大洲太田子通澄元有茯苓辨，甚为明确。

薏苡枸杞

《素问》坚而搏，如循薏苡子，累累然。所谓薏苡，非粳糯而何，予尝多种粳糯，畦中或有变为薏苡者，因知二种原是一类，功用亦当不太远。苏颂云：枝无刺者，真枸杞也，有刺者枸棘也。时珍云：枸杞二树名，此物棘如枸之刺，茎如杞之条，故兼名之。果如苏之言，当曰杞，而不可曰枸杞也。予家园圃，亦多栽枸棘，时或有不生。棘者，知是犹薏苡与粳糯，寇氏《衍义》以枸棘为枸杞一名，似是。

陈廪米

颜师古《匡谬正俗》云：本草有陈廪米。陶弘景注云：此今久仓陈赤者，下条有粳米。弘景又注云：此即今常所食米，前陈廪米，亦是此种。以廪给军人，故曰廪耳。按：陈廪米正是陈仓米，廪即是仓，其义无别。陶公既知已久入仓，故谓之陈，而不知呼仓为廪，改易本字，妄以廪给为名，殊为失理。万安方云：性全按陈廪米者，日本人皆谓在仓廪中经年者，误矣。今如诸《本草》说者，廪军地名米，即虽新米，如陈米，入用药尤佳。余州余地米，必须用陈米也，但虽言陈米，不可用经两三年之米，只经一年之米，宜用之。今不见《蜀本草》者，用经数岁之米，大谬矣。予按《大观本草》所引《蜀本草》，与此大异。师古唐人，已为仓廪之廪，则蜀本文说难从焉。况廪军得地名，他书所未见，不知性全何据云尔？

滑　石

《本草》载滑石，初取软如泥，久渐坚。时珍云：今人亦以刻图书，不甚坚牢。高士奇江村《归田集》云：冻石，旧时处州山中，往往从璞中剖出，初本软，见风结为石，故名曰冻。其色或淡白、淡黄、淡青，光泽可爱，以之镌刻图记，远胜铜玉，近惟青田旧坑间尚有之，冻石绝不可得矣。依此说，青田冻石、蜡冻、灯光之属，乃与滑石一类。曩西湖田元长善之亦有此说，知其言偶相符焉。又袁漫恬《书隐丛说》云：湖广山中多石膏，初生似膏液，渐凝如矾石，人家往往多采之。雍正中有人采石膏，至一处，见小穴中有人语，自谓前亦采膏人，偶遭山石崩随，塞其出处，于中不记年岁，朝夕食石膏之未凝者生，幸为出我。采膏者异之，闻之于官，官使人验之果然。幕中有识者曰：不可骤使见风，恐其身僵成石，以服石膏日久故也。遂以粥饮于穴口渐进之，一二十日后，始出之外，肤如朽腐，后亦渐愈。《二程遗书》云：南中有人采石，石陷压闭石罅中，取石膏食之，不知几年，后他人复采石，见而引之出，渐觉身硬，才见风便化为石，幕中人亦博识矣。又包汝楫《南中纪闻》云：大理石，初采时柔软可卷，取出见风始坚劲，采石必谙画理，临采携画谱进凿。遇可点缀处，辄用指法，那移添凑，片片揭下，席卷怀出，故大者最难得。据二书所载，则见风坚结者，不特滑石之类然也。

龙　骨

陆深《金台纪闻》云：郿县河滩上有乱石，随手碎之，中有石鱼，长可二三寸，天然鳞鬣，或双或只不等。云藏衣笥中，能辟蠹鱼。又平阳府候驿浍河，两岸仄土上，皆妇人手迹，或掌或拳，俨然若印，削去之其中复然。又大同山中，有人骨，在山之腰，上下五六十丈，皆石耳。惟中间一带，可四五尺，皆髑髅，胫节龈龈然，关中之山，数处亦尔。予按倪氏《本草汇言》，龙骨非真龙之骨。晋蜀山谷，随地掘之，要皆石燕、石蟹之伦，蒸气成形，石化而非龙化也，亦当以俨山所纪，推而知已。

蟾 酥

蒋一葵《长安客话》云：太医院，例于端阳日，差官至南海子，捕虾蟆，挤酥以合药，制紫金锭。某张大其事，备鼓吹旗旛，喧阗以往。或嘲以诗曰：抖擞威风出凤城，喧喧鼓吹拥霓旌。穿林披莽如猇虎，捉得虾蟆剜眼精。《嘉兴县志》云：宫中用蟾蜍锭，于每岁端午日修合，各坊车虾蟆至医院者亿万计，往时取用后率毙，盖两目俱废，不能跳跃也。东山朱公接朱彝尊《年谱》，高祖儒，字宗鲁，号东山。典院事，命止刺其一偏，得苏者甚多，此事似微，然发念甚真，为德不浅。

按：内府酥黄丸，出于《月令广义》，其方五月五日，以雄黄加朱砂少许，研末入真蟾酥，和阴干。凡遇恶毒疮初起，以唾磨搽，微痛立止。紫金锭，用蟾酥，见于瞿仙《乾坤生意》。其方，人言[①]、巴豆、轻粉等凡十五味，与是斋诸方所载大异。王文谟《碎金方》取蟾酥法，先将皂角三两，煎水三沸，旋候冷，用大口瓮或缸盛水，将癞虾蟆不拘多少入中，以稀物覆之，勿令跳出。过一宿，其酥即浮水面，若未浮，其酥即在身上矣，可用竹刀，刮下用之。又鲍叔鼎《医方约说》：蟾酥乃治诸毒之要药也，制合得宜，传服皆可用。蛤蟆皮，即蟾皮也，大能收毒，外贴不可缺也。皆《本草》不载，故姑录于此。

杭有二种

杭有二种，其一药中芫花，《尔雅》所谓毒鱼是也。其一藏卵果者，《齐民要术》作杭子法所用是也。而郭注《尔雅》云：杭大木，子似栗，生南方，皮厚汁赤，中藏卵果。颜师古注《急就篇》引郭注云：此说误耳。其生

---

① 人言：中药砒石。

南方，用藏卵果者，自别一杬木。乃左思《吴都赋》所云：绵杬杶櫨者，非毒鱼之杬也，颜注明确如此。李东壁不读《急就》颜注，于荛花条，载煎汁藏果之说，抑失考耳。朱锡鬯彝尊，著《释杬》一篇，辨坊本《尔雅》为杭之讹，征引极博，犹且以毒鱼藏果为一杬，亦失于不检矣。

矾礜之讹

《医话》载刘敬叔《异苑》曰：魏武北征蹋顿，升岭眺瞩见一山冈，不生草木。王粲曰：必是古冢。此人在世，服生矾石，死而石气蒸出外，故卉木焦灭。即令凿看，果得大墓，有矾石满茔，仲宣博识强记，皆此类也。姚宽《西溪丛话》云：据《本经》矾石性寒，《异苑》云热，盖误矣。愚按方书，矾石礜石或误写，仲宣所谓，恐礜石也。矾石亦出温泉，则不可谓性寒，但不如礜之甚热耳。拙者按，黄长睿《法帖刊误》云：王子敬《静息帖》云礜石深是可疑事。兄喜患散辄发痈，散者，寒食散之类，散中盖用礜石，是热极有毒，故云深可疑也。刘表在荆州，与王粲登障山，见一冈不生百草。粲曰：此必古冢。其人在世，服生礜石，热蒸出外，故草木焦灭。凿看果墓，礜石满茔。又今洛水，冬月不冰，古人谓之温洛，下亦有礜石。今取此石，置瓮水中，水亦不冰。又鹳伏卵以助暖气，其烈酷如此，固不宜饵服。子敬之语实然，聊附于此。《异苑》魏武踰顿岭云云，此段《本草》误刻在矾石部，此云刘表登障，别有所出，刊误所载如此，甚为明备，姚氏岂不见静息帖耶！洪容斋亦有引静息帖，论礜石一则，东壁《纲目》载之，芳氏之博治，盍检及于此？又以王子敬言考之，侯氏黑散，亦是寒食散之一。《外台》有礜石、钟乳，必是仲景之旧方。巢源论寒食散发候云：仲景经有侯氏黑散，《要略》黑散方后云，常宜冷食，自在腹中不下也，热食即下，可以互证矣。程云来以为黑散宋人校正时所附，盖不考耳。

笑 菌

予家一仆，于豆州与其友五人，得异菌于道傍，其状似松蕈而小，稍带赤色，数茎攒簇，采归煮食之，旋心如醉，稍稍发笑不止。一时许，目运颠倒不能起，口里粘唾，吐之色如磨刀汁，继之以涕泣，如许者半日而复故。其中有酒人，无异平常。本邦不产枫树，其令人笑者，乃《清异录》所谓笑矣乎乎。《夷坚志》载邱岑食蕈事，信乎酒能解其毒矣。

孔雀尾有毒

《体仁汇编》云：鸩鸟毒，即孔雀毛并胆也。用干葛三两，为末，水调顿服良。《岭南杂记》云：孔雀尾金眼，有毒，孩童戏取衔口中有死者，其胆与粪尤毒，能杀人。《品字笺》云：孔雀之项，有毛长一二寸，以之画酒中，饮之立死，又谓之鸩毒。此皆《本草》所不载，亦不可不知也。

甘露雀饧

吴仁杰《两汉刊误补遗》云：衡阳尝有甘露降，刘贡父曰，此戾气所成，其名雀饧。王定国谓，当从博识者，求甘露、雀饧之别。仁杰按《汝南先贤传》，都尉厅事前，有甘露降，功曹郑敬曰，明府政事，未能致甘露，但木汁耳。又陈祥明中，松柏林冬月出木体，后主以为甘露之瑞，俗呼为爵饧。贡父所云，其出于此。王仲任曰：欲验《尔雅》之甘露，以万物丰熟，灾害不生，此则甘露之验，其言足以泮群疑也。王陶《谈渊》云：翰林侍讲学士杜镐，博学有识。都城外有坟庄，一日若有甘露降布尔木，子侄辈白于镐，镐味之，惨然不怿。子侄启请镐，曰：此非甘露，乃雀饧，大非佳兆。郎仁宝《七修类藁》云：雀饧味虽甘，色则白浊，其臭如松脂，嚼之胶舌。甘露色微红，凝结如脂如珠，馨香而有酒味，食之百窍皆爽也。

按：东璧《纲目》，载杜镐言，作甘露非瑞也，盖传写之讹耳。东都西郊有一松树，每冬有雀饧，枝叶如凝露，土人呼为松蜜云。

马　肉

《续医说》载酒制马毒一则，晏子已云，悬牛首于门，而卖马肉于内也，知是从古非常食之品，而《周礼》六牲马其一也。《穆天子传》有献食马之文。郭景纯注云：可以供厨膳者，由是观之，骏马驾车而不食，犹后世有坐马菜马之别与。本邦人戒食四足，且严禁杀马，不啻不充厨膳，偶有食之者，目以非人。闻唯东奥之俗，有患霉疮结毒者，饵以自死马肉，经久极有效验，此古人所未言及也。

下

063

底 野 迦

底野迦,治眼疾,《龙树菩萨眼论》摩顶膏方中用之,云西番者,状如驼胆。又《医方类聚》引《五藏论》云:神方千卷,药名八百,中黄丸能差千屙,底野迦善除万病。《职方外纪》云:如德亚之西,有国名达马斯谷,土人制一药甚良,名的里亚加,能治百病,尤解诸毒。有试之者,先觅一毒蛇咬伤,毒发肿胀,乃以药少许咽之,无弗愈者,各国甚珍异之。

鲊 答

鲊答,始见于元杨瑀《山居新话》陶九成《辍耕录》,而后世其文字不一。沈周《座客新闻》作赭丹。田艺蘅《留青日札》作鲊单。七十一《西域闻见录》作札答,并云出牛马腹中。《冀越集》云:马黑在肾。又《蟫史》云:马墨破之可千叶,煎熬用膈噎疾。

按: 本邦人以马腹中石,用膈噎。余亦试之,似饮食稍得下,然两三日后,必觉心气壅闷,故病人不肯久服。享和纪元夏,城东白银街木匠误吞铁钉,哽咽不出,痛苦欲死,医师数辈环绕,无术可施,适一老人以药末,水调灌之,少选喀一声,钉随而出。众人惊异,访何药?则云:此秘方也,不敢告。后有一医,恳请之,乃云一味马腹中石也,可见其通塞之功耳。

《职方外纪》云:渤泥岛有兽,似羊似鹿,名把杂尔,其腹中生一石,能疗百病,西国极贵重,可至百换,国王藉以为利。又方观承《松漠草》云:蒙古西域祈雨,以楂达石,浸水中咒之,辄验。楂达生驼羊腹中,圆者如卵,扁者如虎胫,在肾似鹦鹉嘴者良,色有黄白。驼羊有此,则渐赢瘠,生剖得者尤灵,并是一种之兽,楂达亦盖鲊答耳。《七修类藁》云:羊哀形如湿茅纸,时亦用之,谓治翻胃。《留青日札》云:羊哀在肠,形如小鼠子,可治鬲食反胃。余见其三。《蟫史》云:按牛有黄,狗有宝,羊有卵,俱在腹中,附胆而生。羊卵白石,色如玉,绝类狗宝,可治翻胃。考《本草》不特诸兽腹中石,淋石、癖石亦并治膈噎翻胃。又《池北偶谈》载高阳民家子,方十余岁,忽臂上生宿瘤,痛痒不可忍,医皆不辨何症。一日忽自溃,中有圆卵坠出,寻化为石。刘工部霖,以一金售之,治膈病如神。予所识岩槻街一瞽者，患囊痈，溃烂已久，忽迸出圆石十七枚，大者如杏人，小者如按豆。余得二枚藏之，后为人持去，恨不试之斯疾。

樟 木 虫

《体仁汇编》治疗疮及无名肿毒，用樟木虫，即人家竈上出者，不拘多少，研烂敷之，少时疔出，毒散即消，如神效。按商浚《博闻类纂》云：曹婆虫，南人谓之狙覆虫，江南谓之樟木虫，京师谓之偷油虫。夜则出，有翅不飞，其走甚疾，多入酒食器中，臊气可憎。按《当涂县志》：蜚蠊，《尔雅》谓之蜚，俗呼樟木虫，斯邦俗亦呼油虫，然人多不知有治疮之功矣。王永辅《惠济方》：土牛儿，春生墙下，作土窝，如钱大，上圆下尖，一名旦谷虫，此即《本草》所谓沙挼子，斯邦俗呼造白虫。徐尔贞《医汇》治齁喘，用盐油虫，入竹筒，七日化水。《涌幢小品》云：蜗蜒，即今俗语所谓沿油也。

按： 盐油，即沿油。《本草》所谓蜒蚰虫，斯邦俗，生吞以治齁喘，颇验。

灵 柴

《广笔记》五宝丹，非完方也，无红铅灵柴，不能奏效。按《本草蒙筌》：天灵盖，一名灵山柴。丁凤《医方集宜》：五宝丹，方凡四道，其后云，鼻子阳物蚀去，加天灵盖五分，便能长出，诚仙方也。《明是笔记》所用灵柴，即天灵盖也。又张筠亭《医门秘旨》：灵山柴，即新生小儿脐带落下者，名同而物异。

白 酒

白酒，胸庳所用，未详其为何物。《齐民要术》载河东颐白酒、白醪酒等造法，岂其是耶！又《隋·经籍志》有白酒并作物法十二卷，白酒方一卷之目，抑亦是耶。时珍《食物本草》及彭用光《普济良方》《扬州府志》亦有造法，疑非古之白酒。《食物本草》云：白酒处处有之，以蓼与麵为曲，酿糯米为酒母，以水随下随饮，初下时味嫩而甘，隔宿味老而酢矣。《普济良方》云：糯米一斗，隔夜用冷水浸，次日蒸熟。用井花水，淋下白酒曲五稠，匀拍在缺边中间留空，得有浆，是为白酒。若洗以烧酒一坛，即蜜淋漓酒。《杨州府志》：白酒各州县皆有，用草曲，三日可成，味极甘美。少入水曰水白酒，冬月煮过窖之，曰腊白酒。虞兆隆《天香楼偶得》以为美酒。《偶得》云：古人酒以红为恶，白为美。盖酒红则浊，白则清，故谓薄酒为红友，而玉醴玉液琼浆琼饴等名，皆言白也。梁武帝诗云：金杯盛白酒，正言白酒之美。近来造酒家，白面为曲，并舂白秫，和洁白之水为酒，久酿而成，极其珍重，谓之三白酒，于是呼数宿而成之浊醪，曰白酒。使诗词家，不敢用白酒字，失其旨矣。然而《灵枢·经筋》篇以白酒和桂，且饮美酒，则知医方所用，白酒与美酒自别。究竟古之白酒，不可得而详焉。今且从《千金》用白醙浆。醙浆，酢也。酢，有通气下痰，豁胸利膈之能，此乃为得矣。薛俊《日本寄语》白酒，门东晒箕。

灵　猫

　　灵猫，时珍《本草》举数说已，似未亲睹其物。《职方外纪》云：有山狸，似麝，脐后有肉囊，香满其中辄病，向石上剔出之始安。香如苏合油而黑，其贵次于龙涎，能疗耳病。宽政癸丑年，从崎岙邮致蛮舶所赍一头，先考蓝溪公，重价购之，畜于小槛中，其臭异常，状如家狸。稍长大，尖头短耳，黑鼻巨口。其利在于牙，爪短而不着地，浑身茶褐色，黑斑如虎，尾颇似狌。两阴间有一囊，大如桃，即香囊也，香如白垩，满则痒闷，举一足开囊，着之于柱壁间。常与三四人捉之，以氍毹蒙其头，令不得咬人，因视囊。囊左右分开，色白有底，向上有一小孔，如针眼，乃香所泄出窍也。香以竹篦刮取臙之，与真麝无别，与身臭大异，经久变黑色。此兽行则低首垂尾，不闻鸣声，人或触之，吓如猫。时闭窗户，放活雀于堂上，出之于槛，跳跃捕之噉，甚捷。喂之以雀，日五六头。先考命二僮豢之，年余而死，惜不多取其香而贮焉。《本草》云：自为牝牡，恐诞矣。盖阴囊之外，有香囊，两靡略似牝户，故生此说耳。又云粪溺香，此亦不然。

烟　草

　　王逋《蚓庵琐语》云：烟叶出闽中，边上人寒疾，非此不治，关外人至以匹马易烟一勋。崇祯癸未，禁烟之令严，间私种者问徒，法轻利重，民不奉诏，寻令犯者斩。然不久而边军病寒无治，遂停是禁。予儿时，尚不识烟为何物，崇祯末，我地遍处栽种，二尺童子，莫不食烟，风俗顿改。按张璐《本经逢原》云：北人藉以辟寒，此果信。近阅一书，载俄罗斯人言云：吃烟草，免青腿牙疳之疾，盖其证因寒毒所发也。

附　录

募原考

募原，未详其义，检字书，募广求也，无干人身之义。因考《素》《灵》诸篇，募者幕之讹也，幕又从肉作膜。刘熙《释名》云：膜幕也，幕络一体也。《痿论》：肝主身之筋膜。全元起注云：膜者，人皮下肉上筋膜也。李时珍《脉学释音》：募与膜同。盖幕本取义于帷幕《说文》惟在上曰幕耳。《太阴阳明论》：脾与胃，以膜相连。新校正云：《太素》膜作募。又《邪客篇》：地有林木，人有募筋，此募幕易讹之证也。其已如此，而膜之在躯壳中最为用者，为膈幕。《人镜经》云：膈膜者，自心肺下，与脊胁腹周回相着，如幕不漏，以遮蔽浊气，不使熏清道是也。《甲乙经》：膈俞，在第七椎，因推之，盖膈幕之系，附着脊之第七椎，即是幕原也。《疟论》：邪气内薄于五脏，横连募原也，其道远，其气深《岁露篇》同。王冰注：募原，谓鬲募之原系。新校正云：全元起本，募作膜，《太素》巢元方并同。今以横连二字观之，则为膈幕之原系无疑矣，而幕原又所指不一。《百病始生篇》云：肠胃之外，募原之间。又云：或着于肠胃之募原。《举痛论》云：寒气客于肠胃之间，膜原之下。又云，寒气客于小肠膜原之间。盖所谓膜原者，言膜之在各脏各腑之间，而遮隔者之原系也。各脏各腑之间，皆有薄膜，而外连于皮肉孔穴，直其次者，谓之幕穴，肝幕期门，胆幕日月之类，岂脏腑位于身中。而其气，背部则从脊骨间而输出故谓之腧穴，腹部则脏腑之幕，直着于皮肉，故谓之幕穴乎！《六十七难》亦误作募。滑寿遂注云：募犹募结之募，言经气之聚于此也，亦何不考也。此他后世诸家，释募原者，多牵强迂谬之说，兹举其一二如下。

马玄台《百病始生》注云：募原之间，皮里膜外也。又《举痛论》注云：膜，谓鬲间之膜。原，谓鬲肓之原。

张介宾《百病始生》注云：肠胃之外，募原之间，谓皮里膜外，是皆隐蔽曲折之所，气血不易流通。又云，募原，如手太阴中府为募，大渊为原之类也。又《举痛论》注云：膜，筋膜也。原，肓之原也。肠胃之间，膜原之下，皆有空虚之处。又《疟论》注云：诸经募原之气，内连五脏。

张志聪《百病始生》注云：募原者，肠胃外之膏膜。又《举痛论》注云：膜原者，连于肠胃之脂膜，亦气分之腠理。《金匮要略》云：腠者，是三焦通会元真之处。理者，皮肤脏腑之文理也。盖在外则为皮肤肌肉之腠理，在内则为横连脏腑之膜原，皆三焦通会元气之处。又《疟论》注云：募原者，横连脏腑之膏膜，即《金匮》所谓皮肤脏腑之纹理，乃卫气游行之腠理也。

高世栻《疟论》注云：横连膏膜之募原也。

吴又可《温疫论》云：疫气之来，从口鼻而入，则其所客内不在脏腑，外不在经络，舍侠脊之内，去表不远，附近于胃，乃表里之分界，是为半表半里，即针经所谓横连募原是。又云：若表里分傅者，邪气伏于膜原，膜原者，即半表半里也。

高鼓峯《四明心决》云：凡脏与脏，腑与腑，或脏与腑，彼此相接之处，中间盖有虚界之募原。而虚界中，复有刚柔筋脉，其为某脏之筋，便为某脏之病。譬如胃与小肠相近，而邪入于胃与小肠之虚界，而彼筋脉属胃，则为阳明疟也。又如肝与脾相近，而邪入于肝脾之虚界，而筋脉或属脾，便为太阴经疟矣。究之脏腑虽病，皆因募原之气迁移也。

王子接《古方选注》云：疟邪内薄，则邪不在表，非但随经上下，其必横连于膜，深入于原矣。膜谓鬲间之膜，原谓鬲肓之原，亦冲脉也。《灵枢经》云：肓之原，出于脖胦，止一穴，在脐下同身寸之一寸半。《经》又言邪气客于肠胃之间，膜原之下，则膜原又有属于肠胃者。

蒋示吉《医意商》云：胃外肺下，即为膈膜。前齐鸠尾，后齐十一椎，周围着脊，以遮隔中下二焦浊气，不使上熏，故疫邪亦不得下流伏于隙处也。按：此虽不明言其名，然必指募原，盖本于又可之说，

刘奎《温疫论类编》云：膜，音莫，胸中支膜。《嵩厓尊生》书云：募原一说，诸书不及。朗仲云：原者旷野之意，在脏腑之外，与胃相近。邪在此，其证不怕寒，一味发热不止。

按： 考以上诸说，募原二字，曰为皮里膜外，曰为鬲肓之原，曰为募穴原穴，曰为腠理，曰为膏膜，曰为冲脉，曰为胸中支膜之原野，其不一定如此。然因《疟论》所言而揆之，其地即在形层之内，脏腑之外，侠脊之界，

吴又可谓之半表半里者似是，但其言未清晰，是可惜耳。其余数说，未免歧误，学者勿见眩惑焉。

《铜人针灸图经》考

拓本《铜人针灸图经》三卷，系于明正统八年所重刊。首有英宗御制序及伏仰侧三图，十六字为一行，百六十行为一段，五段为一卷。每段之首，各标而分之，别有都数一卷。又为五段，四边皆有花草栏格。今依此而考其制，盖石二板，广二丈余，高六尺许。碑面每十余字，断为一行，百六十行，横为一层，凡五层，以为五段。表里刻之，即为四卷。意者石经之设资便于览诵抚拓，必不如寻常碑文。就石面上下，书丹为行，观唐《开成石经》而可见也。今以此校镂板正统本，徐三友重刊本，剥裂泐阙，虽间有焉，订讹正谬颇多，不啻一纸当瑶琨，抑医家之鸿宝也。廿余年前，针科医官山崎子政善得拓本《铜人图经》，因援引诸书，以为之考。丙寅仲夏，予亦得一本，视之于子政所藏。虽其搨稍粗，装潢亦楷，然首尾完好，无半简之缺遗最可贵重。今以前所考，更为改补，备录于左。

宋《艺文志》曰：王惟一新铸《铜人腧穴针灸图经》三卷。

郑樵《艺文略》曰：《铜人腧穴针灸图经》三卷，宋朝翰林医官王惟一编修。天圣中，诏以针艾之法，铸为铜人式。

王应麟《玉海》曰：天圣《针经》，五年十月壬辰，医官院，上所铸腧穴铜人式二，诏一置医官院，一置大相国寺仁济殿。先是上以针砭之法，传述不同，命尚药奉御王惟一，考明堂气穴经络之会，铸铜人式，又纂集旧闻，订正讹谬，为《铜人腧穴针灸图经》三卷，至是上之，摹印颁行。翰林学士夏竦为序曰：圣人有天下，论病以及国，原诊以知政。王泽不流，则奸生于下，故辨淑慝以制治；真气不荣，则疢动于体，故谨医砭以救民。昔圣祖之问岐伯，以为善言天必有验于人，上下有纪，左右有象，督任有会，腧合有数，尽书其言，藏金兰之室。洎雷公请问其道，乃坐明堂以授之。后世言明堂者，以此针艾之法，旧列王官之守，思革其谬。王惟一授禁方，精厉石，定偃侧于人形，正分寸于腧幕，总会诸说，勒成三卷。又以传心，岂如会目，着辞不如按形，复铸铜人为式。内分脏腑，旁注溪谷，窍而达中，刻题于侧，将使多瘠咸诏，巨刺靡差，案说蠲痾，若对于涪水，披图洞视，如旧饮于上池，保我黎庶，介乎寿考。昔夏后叙六极以辨疾，帝炎问百药以惠人，当逊德归功矣。序以天圣四年，岁次析木，秋八月丙申上。

按：此序，石本及正统刻本、徐三友本并阙，特金大定本载之。题云：翰林学士，兼侍读学士，景灵官判官，起复朝奉大夫，尚书左司郎中，知制诰，判集贤院权尚书都省柱国，泗水县开国男，食邑三百户，赐紫金鱼袋，臣夏竦奉圣旨撰。文多不同，《玉海》所载系于删略。

晁公武《郡斋读书志》曰：《铜人针灸图》三卷，王惟德撰。仁宗尝诏惟德考次针灸之法，铸铜人为式，分脏腑十二经，旁注俞穴所会，刻题其石，并为图注，并主疗之术，刻板传于世。

按：惟一，作惟德，可疑，《针灸聚英》《古今医统》亦同。

苏颂《图经本草·序》曰：屡勅近臣，酬校岐黄《内经》，复位针灸俞穴式，范金揭石，或镂板联编。

按：据苏氏此序，知当时新铸铜人像，而以《针灸图经》刻石，又镂板以印行。山崎子政藏金大定中所刻本，凡五卷，虽非天圣之旧，尤可贵重焉，特以未见宋板为憾耳。

《明一统志》曰：三皇庙，在顺天府治南明照坊。元元贞初建，内有三皇并历代名医像，东有神机堂，内置铜人针灸图二十有四，凡五脏旁注，为溪谷所会，各为小窍，以导其源委。又刻《针灸经》于石，其碑之题篆，则宋仁宗御书，元至元间，自汴移置此。洪武初，铜人取入内府，图经犹存。

熊均《医学源流》曰：宋咸淳间，翰林医官，朝散大夫，殿中省，尚药奉御，骑都尉，王惟一编修金本，卷首署名如此。《铜人腧穴针灸图经》凡五卷。

按：咸淳，南宋度宗时号，而以惟一为咸淳人，误甚。

又按：前所引诸书，并云三卷，盖宋本之旧为然，而至金分为五卷，又明复位时，仍宋本，而附都数一卷，以为四卷。今熊氏所见，乃系于金本。

《英宗实录》曰：正统八年，三月乙亥，御制《重修铜人腧穴针灸经·序》出第一百二卷中。

按：序文正与石本及板本同，予以金本，及正统原刻板本，徐三友本万历壬寅校刊。参对之，文字互有异同，而不如石本及金本之端正也。山崎子政云：明滑寿著《十四经发挥》，一依《金兰循经》云：然其所引循经文，与铜人毫无差异，乃知循经，全取诸铜人，而滑寿未尝见铜人也。盖元明之际，隐晦罕传，英宗之重修，抑繇此乎。

丘浚明《堂经络图》序曰：考史宋仁宗天圣中，命尚药奉御王惟一，考明堂气穴经络之会，铸铜人式，惟一又订正讹谬，为铜人腧穴针灸图经上之，诏摹印颁行。其后又有石藏用者，按其状，绘为正背二图，十二经络，各以其色别之。意者京口所刻，即其图之遗欤出《琼台会稿》。

毛奇龄《新刻铜图石经·序》曰：铜图石经者，宋天圣中禁方书也。范铜象人，分布腧穴于其身，而画之窍之，且制经三卷，播之石。按图考经，其诸视夫藏络也，亦犹视夫肌发也，暨其后而石已泐，铜漫矣。明正统中，复命砻其石，范其铜，官医守之，且加详焉，今则铜再毁，石再裂，医院所守，已蔑略无。有友刻旧本图经三卷授予叙者，喜而叹曰，此得非长桑所遗者乎，出《西河合集》。朱彝尊腧穴图拓本跋曰：京师太医院三皇庙，腧穴图，传是宋天圣年铸，旧有石刻针灸经，仁宗御书其额，靖康之乱，自汴辇入金城，谓安抚使王楫使宋，以进于元者，世祖命阿尼哥新之，至元二年，铜人象成，周身腧穴脉络悉具，注以水，关窍毕达。明裕陵，命工重修，制序，载实录。万历初，先少保官太医院使，复时加洗濯焉，言明堂针灸，自黄帝始，其后膏肓孔穴侧偃流注三部五脏十二经，失之毫厘，悔且无及，学医者试折是图挂于壁，晨夕省视之，亦仁术之一端也。出《曝书亭集》。

按： 万历中，巡按山西监察御史，赵文炳含章重刊铜人图四大幅，今折而插入于靳贤《针灸大成》帙中以传。赵大成序云，令能匠于太医院，肖刻铜人，着其穴，并刻画图，令学者便览而易知焉。然则朱氏所跋，盖赵所刻原本，而非铜人经也。又按《一统志》云：元至元间，自汴移置此，日下旧闻，引燕都游览志亦云尔。而朱氏为靖康之乱，辇入金者，恐误，且考元史，按抚使王楫使宋而进于元者，乃铜像，非碑石也。盖此跋，凑合元史及一统志，一时偶然所作，故有此等差舛，不足深咎也。

姜希辙《重刊铜人针灸经·序》曰：针灸图经者，宋天圣中禁方书也。范铜象人，分布腧穴于其身，而画之窍之，且制经三卷，播之石，按图考经，其诸视夫脏络也，如视肌发，甚盛事也。暨其后而石已泐，铜已漫矣。明正统中，复命砻其石，范其铜，官医守之，且加详焉。今则铜毁石裂，蔑略罔存，偶从敝箧中，忽检得旧本《图经》三卷。

按： 姜字公望，康熙甲戌，序此书，雍正甲寅间镌，即与徐三友本无异同。盖翻雕徐本者，其得旧本云者，不过欺人耳。而其序全袭毛西河，但少改西河之聱牙，而为平坦矣。意者姜偶见此序于毛集中，因冠徐本之首，题以己名以眩于世，此可鄙也。

附铜像考

周密《齐东野语》曰：尝闻舅氏章叔恭者，昔倅襄州日，尝获试针铜人全像。以精铜为之，腑脏无一不具，其外俞穴，则错金书穴名于旁，背面二器相合，则浑然全身，盖旧都用此。此试医者，其法外涂黄蜡，中实以汞，俾医工以分折寸按穴试针，中穴则针入而汞出，稍差则针不可入矣，亦奇巧之器也。

按：旧都，谓汴梁，宋之故都也。据夏竦序及晁志乃是天圣所铸物耳，前此无外涂黄蜡，中实以汞之说，然因窍而达中，刻题于侧等文观之，必不别物也。

《元史》艺工传曰：中统中，尼波罗国人，阿尼哥从帝师入见。帝问何所能？对曰，臣以心为师，颇知画塑铸金之艺。帝命取明堂针灸铜像示之曰：此按抚王楫使宋时所进，岁久阙坏，无能修完之者，汝能新之乎？对曰：臣虽未尝为此，请试之。至元二年，新像成，关鬲脉络皆备。金工叹其天巧，莫不愧服。

蒋一葵《长安客话》曰：太医院署，有古铜人，虚中注水，关窍毕通，古色苍苍然射目，相传海潮中出者。

按：此未详何时所造，或恐亦是宋物。岂正统御序，所谓铜像昏暗者与。

《明史·凌云传》曰：云善针，孝宗闻云名，召至京，命太医官，出铜人，蔽以衣，而试，所刺无不中，乃授御医。

按：此正统重作物，本朝《医考》载竹田明室洪武中入明，载铜人归，闻其制如夏竦所言，正是正统以前，仿旧式而造者，后毁于明历之灾，实可惜也。又按：毛奇龄《后鉴录·张献忠传》载蜀府医院有铜人，以楮摹其窍，令医者针之，差者即取金铧刺医者窍。盖其制与北京物同。

清英廉等《日下旧闻考》曰：先医庙外，北向者为药王庙，有铜人像，盖即明英宗时所修也，臣等谨案针灸图石刻，今尚存。乃明时重摹上石者，观后英宗序略可证。

彭孙贻《客舍偶闻》曰：黄帝有《明堂经》《偃侧人形图》《明堂孔穴图》皆针灸书也。太医院古铜人，宋元遗制，依明堂孔穴，镂窍以验针师。宣德时，江南凌云，字汉章，号神针，宣宗召试太医院，糊铜人孔窍试之，凌云七十二针无遗穴，乃补御医。铜人历年既久，光鉴毛发，天兵入都，院中人员流散，光禄寺侵院地以自广，徙铜人于医王殿，铜人时现形故地，见者多疾病。一日殿中无故火发，殿烬，铜人不损，光禄急退侵地，建室安铜人，病者乃愈。

吴长元《宸垣识略》曰：三皇庙内，有《针灸经》石刻。元元贞初制，其碑之题篆，则宋仁宗御书。至元间，自汴移至此者，今所存乃明时重摹上石。院署有古铜人，虚中注水，关窍毕达，古色苍碧，莹润射目，相传从海中涌出者。按铜人像，在药王庙神像前，作于宋天圣时，元至元间修之，明英宗时又修之。海中涌出，殆传讹尔。

按： 据三书所载，毛西河铜毁石裂之说，殆属虚妄，可疑矣。

屠 苏 考

韩鄂《岁华纪丽》曰：俗说，屠苏，乃草庵之名。昔有人居草庵之中，每岁除夜，遗闾里一药贴，令囊浸井中，至元日取水置于酒樽，合家饮之，不病瘟疫。

按：《事言要玄》引《岁华纪》注，屠苏即菖蒲酒，未知所据。

庞安时《伤寒总病论》曰：通俗文曰屋平，曰屠苏。《广雅》云：屠，苏庵也。然屠苏平，而庵圆，所以不相同。今人寒日厅事下，作板阁是也。尊贵之家，阁中施羽帐锦帏，聚会以御寒。故正旦会饮辟温酒，而以屠苏为名也。

按： 袁文《瓮牖间评》引庞说云：屠苏，平屋也，可以御风寒。则岁首屠苏酒，示取其御风寒而已。

赵彦卫《云麓漫抄》曰：正月旦日，世俗皆饮屠苏酒，自幼及长，或写作屠苏按：恐廜㢏误。《千金方》云：屠苏之名，不知何义？按：宗懔《荆楚岁时记》云：是进椒柏酒，饮桃汤，服却鬼丸，敷于散，次第从小起。注云：以过腊日，故崔实《月令》，过腊一日谓之小岁。又曰：小岁，则用之汉朝，元正则行之晋世，盖汉尝以十月为岁首也。又云：敷于散，即《胡洽方》云许山赤散，并有斤两，则知敷于音讹，转而为屠苏。小岁讹而为自小起云。

按： 今考《荆楚岁时记》文云：进椒柏酒，饮桃汤，进屠苏酒胶牙饧，下五辛盘，进敷于散，服却鬼丸，乃屠苏、敷于，明是为二药，岂彦卫所睹本，脱屠苏酒三字耶！且杜公瞻注云：敷于散，出葛洪《炼化篇》。考之《肘后方》，其方正同，而无许山赤散之说，亦可疑耳。又按：窦苹《酒谱》云：今人元日饮屠苏酒，云可以辟瘟气，亦曰监尾酒，或以年高最后饮之，故有尾之义尔按：监尾之义有数说，今不繁引。洪迈《容斋随笔》云：今人元日，饮屠苏酒，自小者起，相传已久，然固有来处。后汉李膺杜密以党人同系狱，元日狱中饮酒，曰正旦从小起。《时镜新书》晋时有问董勋者曰：正旦饮酒，先饮小者，何也？勋云：俗以小者得岁，故先饮酒贺之。老者失岁，故后饮酒。按：庄绰《鸡肋编》作罚之。明非是小岁之讹，彦卫疏谬殊甚。予又按：从小者起，其说犹未的确。因考盖此药，有大黄、乌头有毒之品，故不宜多服。即《本草》用毒药，先起如黍粟之意。《肘后》屠苏酒法后云，从小至大，少随所堪。《千金》《外台》亦云屠苏之饮，先从小起，多少自在，可知小非年少之义。《千金方》小金牙散，《外台》暴症，虎杖酒之类，亦并云，自少起，可以证也。然传讹已久，不可得而改矣。

卢柳南《小简》云：正旦饮屠苏酒，必自卑幼始，是教卑幼不逊也。月正元日，一岁始，不可不正长幼之分，故余家必先长者，君贶余屠苏，余敢以饮屠苏之礼为君告。

按：赵彦卫以屠苏，为敷于之讹，其谬前已辨之，而敷于名义亦未详之。今《肘后方》作药千散，《外台》引《古今录验》作于敷散。宋臣校正云：《肘后》作敷于，知今本《肘后》误写尔。方密之《物理小识》云：葛洪《练化篇》敷子散，用柏子仁、麻仁、细辛、干姜、附子，丸服之。刘次卿以敷子散和雄黄。智按今《本草》作敷于散讹，予因窃谓敷附一音，方中有附子，即附子散耳。假而为敷子，转而为敷于，倒而为于敷，讹而为药千，竟至不可知其义矣。姑附于此。

黄公绍《韵会举要》曰：《博雅》廜苏，庵也。《广韵》又酒名。元日饮之，可除温气。《四时纂要》作屠苏，云思邈庵名。一云：屠者，屠绝鬼气。苏者，苏醒人魂也。

按：《事文类聚》引《四时纂要》云：屠苏，思邈庵名。一云：屠，割也。苏，腐也。《月令广义》亦同。

杨慎《丹铅总录》曰：萧子云《雪赋》曰，韬罥罳之飞栋，没屠苏之高影。杜子美《冷淘诗》曰：愿凭金骢裹，走置锦屠苏。屠苏，庵也。《广雅》曰：屠苏，平屋也。按：今本《广雅》作廜苏，庵也。《通俗文》曰：屋平曰屠苏。《魏略》曰：李胜为河南太守，郡厅事前，屠苏坏，应璩与韦仲将书，屠苏发撤。孙思邈有屠苏酒方，盖取庵以名。故元日，有屠苏饮。何逊诗：郊郭勤二顷，形体憩一苏。又大冠，亦曰屠苏。《礼》曰：童子帻无屋，凡冠有屋者，曰屠苏。《晋志》元康中，商人着大䩮。谚曰：屠苏䩮日覆两耳，会见喝儿作天子。

按：《酉阳杂俎》，宝历中，长乐里门，有百姓刺臂，数十人环嘱之。忽有一人，白襕屠苏，少顷微笑而去，屠苏盖赤谓大冠耳。又杨时伟《洪武正韵笺》云：今吴中童男女，发外畜发寸许者，为屠苏头，讹为多苏头，甚似屋外屠苏。

郎瑛《七修类稿》曰：屠苏，本古庵名也，当从广字头。故魏张揖作《广雅》，释庵以此庮苏二字，今以为孙思邈之庵名误矣。孙公特书此二字于已庵，未必是此屠苏二字。解之者又因思邈庵出辟疫之药，遂曰屠绝鬼气，苏醒人魂，尤可笑也。其药予尝记《三因方》上有之，今曰酒名者，思邈以屠苏庵之药，与人作酒之故耳。

按：屠苏之名，见梁宗懔《荆楚岁时记》。而其方出《肘后方》，引晋陈延之《小品方》，俱在思邈前，此说皆误。

龚廷贤《寿世保元》曰：屠苏，是羽帐名。丰贵之家，正旦眷属，会羽帐之中，饮此酒，以辟瘟疫邪气。

按：此原于庞安常之说。卢照邻《长安古意》有翡翠屠苏鹦鹉杯，盖此之谓。

田艺蘅《留青日札》曰：屠苏，一作酴酥，孙思邈庵名。

按：《洪武正韵》酴酥，酒名，亦药名。高士奇《天禄识余》云：酒本名酴酥，更讹屠苏。

李时珍《本草纲目》曰：苏魃，鬼名，此药屠割鬼爽故名。或云：草庵名也。

按：魃字，无所考。《酉阳杂俎》：傲，一名苏，又作魃，乃方相倛头，或恐魃，乃魃之讹。

方以智《通雅》曰：《诗话补遗》云，周王褒诗，绣栭画屠苏。屠苏，草也，画于屋上，因以名屋，遂作屠苏。按：当作庮苏。智谓解定画于屋上以取名，亦非，盖阔叶草也。今广西猺人中，呼大叶似蒿者，为头苏，头屠音近，正因其有荫而名屋也。紫者曰紫苏，荏曰白苏，水苏曰鸡苏，荆曰假苏，积雪草曰海苏，石香薷曰石苏，苏亦辛草之总名。《游宦纪闻》曰：三山，亦呼茭叶，为大苏。

按：《千家诗》王介甫元日诗：春风送暖入屠苏。陈生高注云：屠苏，香草名，酿酒饮之，可消疫气。方说岂本此与，然而云酿酒饮之，则似不知有屠苏酒之法焉。《正字通》云：阔叶草，曰屠苏。后因为屋名、庵名、饮名。

周祈《名义考》曰：《博雅》廜苏，庵也。《通俗文》屋平曰廜苏。《四时纂要》作屠苏。又《广韵》醶酥酒名。《玉篇》麦酒不去滓饮，是屠苏为屋，醶酥为酒，本不相混也。唐人诗：手把屠苏让少年，先把屠苏不让春。误以屠苏为醶酥，后人遂谓屠苏。又为酒，古人正旦饮酒，以少者得岁故先饮，老者失时故后饮，是日酒皆然，亦无屠苏先饮之说。或云屠绝鬼气，苏醒人魂，妄说也。出《格致镜源》。

王棠《知新录》曰：屠苏所指非一，非专为酒也。予详屠苏本草名。以草为庵，故《玉篇》云：庵也。王褒诗：绣桷画屠苏。故后人因以名屋，又从屋形，因以名帽，酒酿于草屋之中，因以名酒。锦屠苏，当是指帽，乐府有插腰铜七首，障日锦屠苏之句。

按：屠苏名义，诸说绥拏如是，曰为草庵，曰为平屋，曰大冠，曰帽，曰羽帐，曰草名。而其字，则曰屠苏，曰廜苏，曰醶酥，酥又作蘇醹酢，并出《集韵》。今夷考之，廜苏之字，见魏张揖《广雅》，尤为古矣。而草庵之说，出唐韩鄂《岁华纪丽》，其距晋未远，意此相传之说，足取信焉。按：王士祯《居易录》云：《岁华纪丽》，海盐胡震亨所伪撰，而钱曾《读书敏求记》，章丘李中麓藏宋刻木，则王说误耳。而廜苏庿苏，另无义训，乃屠苏从广者，而屠苏，盖本是草名，因假为庵，为大冠，为帽及羽帐，又为酒名，自余如蘇醹酢，率皆假借会意，不足深考也。又按《晋书·艺术传》，单道开日服镇守药，丸大如梧子，有松蜜姜桂茯苓之气，时复饮茶苏一二升而已，盖茶苏即醶酥。《炮炙论·序》：根黄苏炙。《千金翼》：百炼苏。《佛典》：甜苏八味之类。苏皆与酥通用。非正旦所饮之屠苏，乃醶酒，造法见《齐民要术》。而窦苹《酒谱》云：天竺国，谓酒为酥，可以证焉。茶苏，意是西域语，其作醶酥者，犹茶靡之为酴醾乎。然茶屠一音，或借用屠苏字，如《留青日札》屠苏，一作醶酥是也。虽然未知《晋书》茶苏，即屠苏也否，抑屠苏之名，出自醶酒乎，姑录俟识者是正。《肘后方》治一切疟，乌梅丸方后，捣筛蜜丸，苏屠曰捣一万杵，屠苏亦未知何义，并记此。吴旻屠苏饮方，与《肘后》诸书所载大异，今录下。

吴旻《续扶寿精方》屠苏饮方曰：古屠苏庵仙人遗方，年除日五更，将一饼入酒沌热，合家各饮一二钟，一年之内，瘟不侵染，是验。鬼箭羽一钱，茅山术二钱，赤小豆四十九个，乳香一钱，梅花瓣一钱，桃仁一钱，荷花蕊一钱，菊花头一钱，吴茱萸三分，甘草三分。共为细末，腊月除日，炼蜜和丸，如黄豆大，成饼，用上好雄黄为衣。

梅雨考

安永甲午秋，访林子华_{良荣}偶于橱中，获其曾祖恒斋先生_{良以}所辑《梅雨考》一编，予后以读诸书而所得，更续数则。

周处《风土记》曰：梅熟时雨，谓之梅雨。

陆佃《埤雅》曰：今江湘二浙，四五月之间，梅欲黄落，则水润土溽，础壁皆汗，蒸郁成雨，其霏如雾，谓之梅雨，沾衣服皆败黦_郁。故自江以南，三月之雨，谓之迎梅。五月雨，谓之送梅。转淮而北则否，亦梅至北方多变而成否。故人有不识梅者，地气使然也。

陈藏器《本草拾遗》曰：梅雨水，洗疮疥，灭瘢痕，入酱易熟。江淮以南，地气卑湿，五月上旬连下旬尤甚。《月令》土润溽暑，是五月中气，过此节以后，皆须曝书画。梅雨沾衣，便腐黑，潡垢如灰汁，有异他水，但以梅叶汤洗之乃脱，余并不脱。

袁文《瓮牖闲评》曰：今人谓梅雨为半月，以夏至为断梅日，非也。梅雨夏至前后各半月，故苏东坡诗云，三旬已过黄梅雨，则梅雨为三十日可知矣。西郊野叟《庚溪诗话》曰：江南五月梅熟时，霖雨连旬，谓之黄梅雨。然少陵曰：南京西浦道，四月熟黄梅，湛湛长江去，冥冥细雨来。盖唐人以成都为南京，则蜀中梅雨，在四月也。及读柳子厚诗曰：梅实迎时雨，苍茫值晓春。愁深楚猿夜，梦断越鸡晨。海雾连南极，江云暗北津。素衣今尽化，非为帝京尘。此子厚在岭外诗，则南粤梅雨，又在春末，知是梅雨时候所至，早晚不同。

范成大《吴船录》曰：蜀无梅雨，子美梅熟时经行，偶值雨耳。恐后人便指为梅雨，故辨之。

赵叔向《肎綮录》曰：今人谓梅雨。梁元帝《纂要》云：梅熟而雨，曰梅雨。《风俗占》曰：芒种日，谓之入梅。夏至日午后，为梅尽。入时号曰时雨，合共三十日。

郎瑛《七修类稿》曰：《碎金集》云，芒种后逢壬入梅，夏至后逢庚出梅。《神枢经》又云：芒种后逢丙入梅，小暑后逢未出梅。人莫适从，予意作书者，各自以地方配时候，而云然耳。杜子美诗云云，盖唐人以成都为南京，则蜀中梅雨在四月矣。柳子厚诗云云，此子厚岭外之作，则又知南粤之梅雨三月矣。东坡吴中诗曰：三旬过久黄梅雨，万里初来舶䑲风。又《埤雅》云：江湘二浙，四五月间，有梅雨，黦败人衣服。予尝亦戏为诗曰：千里殊风百里俗，也知天地不相同。江南五月黄梅黦，人在鱼盐水卤中。是知天地时候自有不同如此。《瀛奎律髓》惟北土无梅雨，或谓蜀亦无梅雨。杜柳以为三月，岂梅熟有先后异乎？

李时珍《本草纲目》曰：梅雨或作霉雨，言其沾衣及物，皆生黑霉也。芒种后逢壬为入梅，小暑后逢壬为出梅，又以三月为迎梅雨，五月为送梅雨。此皆湿热之气，郁遏熏蒸，酿为霉雨。人受其气则生病，物受其气则生霉，故此水不可造酒醋。其土润溽暑，乃六月中气，陈氏之说误矣。

按： 时珍《食物本草》，逢壬为出梅，作逢庚为出梅，霉雨下，有或成狂注，时作时止，阴晴不定十二字。条末云：惟以之煎茶，则涤肠胃宿垢，味美而神清也。又按：吴文炳《食物本草》云：烹茶尤佳，胜诸雨水。何镇《本草必读类纂》云：江南习尚，受梅雨烹茶，其色味极美。用大缸装水，煅以赤炭，每缸数块，澄去滓，另以净瓮收贮。有留数年不变者，诸物与衣帛沾之，则腐黑也。

谢肇淛《五杂组》曰：《四时纂要》云，梅熟而雨，曰梅雨。《琐碎录》云：闽人以立夏后逢庚日，为入梅，芒种后逢壬为出梅。

按： 梅雨，诗人多用之。而闽人所谓入梅出梅者，乃霉湿之霉，非梅也。又云：江南每岁三四月，苦霪雨不止，百物霉腐，谓之梅雨，盖当梅子青黄时也。自徐淮而北，则春夏常旱，至六七月之交，愁霖不止，物始霉焉，俗亦谓之梅雨，盖霉与梅同音也。

商浚《博闻类纂》曰：霉者霉霉也，立夏后逢壬日入霉，夏至后逢庚日出霉。如立夏后五日遇壬，则霉高五尺，如十二日逢壬，则霉高一丈二尺。遇辛日，则出霉高一丈二尺，如物在一丈三尺，则霉不至蒸也。

按： 霉，《正韵》谟杯切，音枚，尘也。《楚辞》九怀，霾土忽兮霉霉，一作坆，盖霉雨如尘，故谓之霉耳。

冯应京《月令广义》曰：《通书》黄梅雨，四十许日出梅，则入伏。瞿仙《肘后经》芒种逢丙日入霉，小暑逢未日出霉，霉顈音轸，溽湿之气也。一作霉黰，《广雅》黰，又作黐。又云：《通书》芒种后逢壬日，或庚或丙日，进梅。闽人以壬日进梅，前半月为立梅，立梅有雨旱。

按： 天道自南而北，凡物候先于南方，故闽粤万物早熟，半月始及吴楚。今验江南梅雨将罢，而淮上方梅雨。又踰河北，至七月少有霉气，而不之觉矣。以此言之，壬丙进梅，不及定拟，固当易地而论之耳。

周文华《汝南圃史》曰：芒种逢壬，便立梅，遇辰则绝。

陆务观《剑南集》曰：轻雷辘辘断梅初。自注，乡人谓梅雨有雷，曰断梅。

朱国祯《涌幢小品》曰：俗语芒种逢壬，便立霉。霉后积水烹茶甚香洌，可久藏，一交夏至，便迥别矣。试之良验。细思其理，有不可晓者，或者夏至一阴初生，前数日，阴正潜伏。水阴物也，当其伏时极净，一切草木飞潜之气不能杂，故独存本色为佳，但取法极难。须以磁盆最洁者，布空野盛之，沾一物即变。贮之尤难，非地清洁且垫高不可。某年无雨，挑河水贮之，亦与常水异，而香洌不及远矣。

张存绅《雅俗稽言》曰：南人以衣物班黑谓之上梅，以四五月为梅天，其雨谓之梅雨。一曰霉雨，又曰煤雨，言衣黑如煤也。

按： 周处《风土记》夏至前雨名梅雨。而《岁时记事》江南三月为迎梅雨，五月为送梅。又《埤雅》闽人以立夏后逢庚日入梅，芒种后逢壬日出梅。又《碎金》芒种后逢壬曰入梅，夏至后逢庚日出梅。又《神枢》芒种后逢酉日入梅，小暑后逢未日出梅。诸说不一，要之芒种逢酉之说近是，盖其时雨能班衣也。又按《楚辞》颜霉黎以沮败兮。注，霉音眉，面黑也。《说文》物中久雨青黑曰霉，然则班衣之梅当作霉。方以智《通雅》曰：霉颞音梅㢮，一作霉黩。湿气着衣物，生班沫也。颞，又作薰泠。《埤雅》以梅子黄时雨，曰黄梅雨，人遂以霉天为梅天，今韵会是之。《四时纂要》云：闽人以入夏逢庚入梅，芒种逢壬乃出梅。今江淮以芒种逢丙始入，小暑逢未乃出。

张自烈《正字通》曰：霉莫裴切，音枚。项瓯东曰：江南以三月为迎梅雨，五月为送梅雨。或言古语，黄梅时节家家雨，故云。张蒙溪谓梅当作霉，雨中暑气也。霉雨善汗衣服，故人云霉涴，言为霉所坏也。按《埤雅》《风土记》皆作梅雨，霉义与梅通，存备考正。

雍正《重修松江府志》曰：芒种后遇壬则入梅，夏至后遇庚为出梅。时梅子正黄遇雨，谓之黄梅雨。又雨气沾衣物多腐坏，故字亦从霉。夏至后半月为时雨，时亦从霿，蒙此义也。又云：芒种后，如第五日遇壬，则梅高五尺，十二日过壬，则梅高一丈二尺。度物之高下，过此则不蒸湿也。

虞兆隆《天香楼偶得》曰：黄梅，今吴楚以芒种后壬日立梅，壬日芒种，即是立梅。夏至后庚日出梅，庚日夏至，即是出梅。若芒种后逢壬早，夏至后逢庚迟，则梅多至十八日。芒种后逢壬迟，夏至后逢庚早，则梅少仅八日。俗每以此占霉气之深浅，殊不知天下虽有不齐，而岁序初无伸缩，壬庚迟早，系偶然相俱，乌足以限霉气乎？

冬虫夏草考

宽政中，吴舶载来冬虫夏草，有人问其功用者，因汇诸书所记以示焉。吴遵程《本草从新》曰：冬虫夏草，甘平，保肺益肾，止血化痰，已劳嗽。四川嘉定府所产者最佳，云南贵州所出者次之。冬在土中，身活如老蚕，有毛能动，至夏则毛出土上，连身俱化为草，若不取，至冬则复化为虫。

袁慢恬《书隐丛说》曰：昔有友人，自远来饷予一物，名曰夏草冬虫。出陕西边地，在夏则为草，在冬则为虫，故以是名焉。浸酒服之，可以却病延年。余所见时仅草根之枯者，然前后截形状，颜色各别。半青者仅作草形，半黑者略粗大，具有蠕蠕欲动之意。不见传记书之，以俟后考云。

徐昆《柳崖外编》曰：滇南有冬虫夏草，一物也。冬则为虫，夏则为草。虫形似蚕，色微黄，草形似韭，叶较细。入夏虫以头入地，尾自成草，杂错于蔓草薄露间，不知其为虫也。交冬草渐萎黄，乃出地蠕蠕而动，其尾犹薪薪然，带草而行。盖随气化转移，理有然者。和鸭肉顿食之，大补。

七十一《西域闻见录》曰：夏草冬虫，生雪山中，夏则叶岐出类韭，根如朽木，凌冬叶干，则根蠕动，化为虫，入药极热。鲁华祝《卫藏图识》曰：冬虫夏草，出拨浪工山，《本草》不载。性温暖，补精益髓。

唐秉钧《文房肆考》曰：青藜余照，载太史董育万宏，偶谈四川产夏草冬虫，根如蚕形，有毛能动。夏月其顶生苗，长数寸。至冬苗稿，但存其根，严寒积雪中，往往行于地上。京师药铺，近亦有之，彼尚康熙时也，近年苏郡渐有。但古来《本草》及草木诸典故，从未及之，未详性味。近吴遵程《从新》有此品，言保肺益肾，不道从何考据？余仍疑之，未敢轻尝。以意察之，其不畏寒而行雪中，则其气阳性温可知。应奎书院山长，孔老师讳继元号裕堂，系先圣裔，桐乡乌镇人，诚正君子也。述伊弟患怯，汗大泄，虽盛暑处密室帐中，犹畏风甚。病三年，医药不效，症在不起。适戚自川解组归，遗以夏草冬虫三斤，遂日和荤蔬，作肴炖食，渐至全愈。

因信此物之保肺气实腠理，确有征验。嗣后用之俱奏效，因信此品功用，不下人参。

吸毒石考

陈士铎《石室秘录》曰：疮毒初起，有一种解毒之石，即吸住不下，但毒轻者，一吸即下，毒重者必吸数日始下，不可急性而人自取下也。此石最妙，一石可用三年，然止可用以治小疮口耳，大毒痈疽，仍须煎汤药治之为妙。王逊《药性纂要》曰：近见有吸毒石，云出西洋，放毒上，即吸紧不能动，拔出毒气，力尽则自脱。

吴震芳《岭南杂记》曰：吸毒石，乃西洋岛中，毒蛇脑中石也。大如扁豆，能吸一切肿毒，即发背可治。今货者，乃土人捕此蛇，以土和肉，春成大围棋子，可吸平常肿毒，及蜈蚣蛇蝎等伤。置患处，粘吸不动，毒尽自落。其石即以人乳浸之，变绿色，亟远弃之，着人畜亦毒也，不用乳浸石即裂矣。一石可用数次。真脑石，置蛇头不动为验。

王丹《麓石友赞》曰：《岭南方物纪》吸毒石，出西洋，色与磁石相类。凡身有肿毒，或受虫蝎毒处，置石其上，毒尽收石内，其患即平。随以石浸水中，一昼夜出毒，便可再用不穷，赞云：

人有疾患，若莫可告，我切恫瘝，无方以疗。

石本西洋，力兼众妙，能收能出，循环愈效。

袁慢恬《书隐丛说》曰：吴江某姓，有吸毒石，形如云南黑围棋。有大肿毒者，以石触之，即胶粘不脱。毒重者一周时则落，毒轻者逾时即落。当俟其自脱，不可强离也，强离则毒终未尽焉。俟其落时，预备人乳一大碗，分贮小碗，以石投乳中，乃百沸踊跃，再易乳，复投更沸。如是屡次，俟沸定，则其石无恙。以所吸之毒，为乳所洗尽也。不然，其石必粉裂矣。云得之于旧家，本出于大西洋中，传记不见。乃知世间奇物，不可以理测也。

纪昀《滦阳消夏录》曰：《左传》言深山大泽，实生龙蛇。小奴玉保，乌鲁木齐流人子也，初隶持纳格尔军也，尝入谷追亡羊，见大蛇，巨如柱，盘于高冈之顶，向日晒鳞，周身五色烂然，如堆锦绣，顶一角，长尺许。有群雉飞过，张口吸之，相距四五尺，皆翩然而落，如矢投壶心，知羊为所吞矣。乘其未见，循涧逃归，恐怖几失魂魄。军吏邹图麟因言，此蛇至毒，而其角能解毒，即所谓吸毒石也。见此蛇者，携雄黄数斤，于上风烧之，即委顿不能动。取其角，锯为块。痈疽初起时，以一块着疮顶，即如磁吸铁，相粘不可脱，待毒气吸出，乃自落。置人乳中，浸出其毒，仍可再用。毒轻者乳变绿，稍重者变青黯，极重者变黑紫。乳变黑紫者，吸四五次乃可尽，余一二次愈矣。余记从兄懋园家，有吸毒石，治痈疽颇验。其质非木非石，至是乃知为蛇角矣。

按此物，荷兰人间赍来，云龙头中石也。予弱冠时，闻之于贺台滕舜调云：琢龙角所造。予因其言造之，其形与舶上物无别，试之于小疮，亦粘吸不落。乃知纪氏所纪，蛇角之说，似可信焉。

跋

　　《医賸》三卷，附录一卷，伯氏廉夫天明戊申所笔记。而未及脱稿，投之筐笥，不复厝意者，殆二十年。享和辛酉冬，免侍直以来，葵肥橘黄之暇，专从事于毫楮之间，平昔起手所注《素》《灵》二经、长沙之书及其余撰著，至是逐次完局。可缮写者亡虑数十部，殆至等身绪余，又取此书，加编划而犹未满意，谓其不论方术之大体而抉琐末，不及理疗之切要而搜迂僻，自以竹头木屑视之，不欲示人。自余观之，此书收录，皆医经所未载，方书所未具，本草所未采，前贤所未辨，世人所未察。每一事必核其始末，究其同异，参以证左。大则可以裨治术，细亦足以博学识，无一不可悦目而快意，则谓之医苑之珍珠舩可也。顾其体例，在医家之书，别自一调，惟与张季明俞子容之书，略相类似。宋陈无择氏，尝以方技之书，比四部，而四部之外，有说之一部，张俞二氏之书是已。此亦以为说部之一，岂止若竹头木屑，至覆庭装舩始见其用也哉！与其所注《素》《灵》二经，长沙之书，及其余诸编，均可以垂世，而行远无疑矣。及门诸子，谋刻诸书，然卷帙浩瀚，非岁月之所能遽办也。独此书叶页不甚多，故先付之梓云。文化己巳重阳后一日，六弟丹波元鼎谨识。

附

引用书简称全称对照

《周礼注》：东汉·郑玄《周礼注疏》

《太素》：隋·杨上善《黄帝内经太素》

《甲乙》：西晋·皇甫谧《针灸甲乙经》

《释文》：唐·陆德明《经典释文》

《外台》：唐·王焘《外台秘要》

《入门》：明·李梴《医学入门》

《得效》：元·危亦林《世医得效方》

《淮南·地形训》：《淮南子·地形训》

《书·尧典》：《尚书·尧典》

《淮南》：《淮南子》

《易》：《周易》

《经》：《黄帝内经》

《六典》：《唐六典》

《易·乾凿度》：《周易·乾凿度》

《汉·食货志》：《汉书·食货志》

《吕览》：《吕氏春秋》

《甲乙经·序》：西晋·皇甫谧《针灸甲乙经·序》

《得效方》：元·危亦林《世医得效方》

《圣济》：《圣济总录》

《古今医统》：明·徐春甫《古今医统大全》

《杂录》：明·李楼《怪症奇方·杂录》

《己任编》：清·高鼓峰《医宗己任编》

《后条辨》：清·程郊倩《伤寒论后条辨》

《明世说》：明·李绍文《明世说新语》

《运气论奥》：宋·刘温舒《素问入式运气论奥》

《原病式》：金·刘完素《素问玄机原病式》

《本草》：南朝梁·陶弘景《本草经集注》

《本经》《神农本草》：《神农本草经》

《证类》：北宋·唐慎微《经史证类备急本草》

《月令》：明·冯应京《月令广义》

《纲目》：明·李时珍《本草纲目》

《说文》：汉·许慎《说文解字》

《灵》《灵枢》：《黄帝内经·灵枢》

《素》《素问》：《黄帝内经·素问》

《黄庭内景》《内景》：《黄庭内景经》

《谈荟》：明·徐应秋《玉芝堂谈荟》

《读书志》：南宋·晁公武《郡斋读书志》

《闻见后录》：宋·邵博《邵氏闻见后录》

《医彀》：明·孙志宏《简明医彀》

《病源候论》：隋·巢元方《诸病源候论》

《铜人针灸图》《铜人图经》《铜人针灸图经》：北宋·王惟一撰《铜人腧穴针灸图经》

《杂俎》：唐·段成式《酉阳杂俎》

《奇经考》：明·李时珍《奇经八脉考》

《丹溪》：元·朱丹溪《丹溪心法》

《肘后》《肘后方》：晋·葛洪《肘后备急方》

《千金方》《千金》《备急》：唐·孙思邈《备急千金要方》

《伤寒》：东汉·张仲景《伤寒论》

《千金翼》《翼方》：唐·孙思邈《千金翼方》

《和剂局方》《局方》：《太平惠民和剂局方》

《医统正脉》：明·王肯堂《古今医统正脉全书》

《圣惠方》：《太平圣惠方》

《笔录》：宋·王曾《王文正笔录》

《指迷》：宋·王贶《全生指迷方》

《录异》：唐·刘恂《岭表录异》

《良方》《管见良方》：宋·陈自明《管见大全良方》

《仁斋直指》《直指方》：宋·杨士瀛《仁斋直指方》

《广笔记》：明·缪希雍《先醒斋广笔记》

《金匮注》：清·沈明宗《金匮要略编注》

《谈苑》：宋·孔平仲《孔氏谈苑》

《炮炙论·序》：南北朝刘宋·雷敩《雷公炮炙论·序》

《资生经》：宋·王执中《针灸资生经》

《品字笺》：清·虞德升《谐声品字笺》

《总病论》：宋·庞安常《伤寒总病论》

《书》：《尚书》

《左氏》：《春秋左氏传》

《准绳》：明·王肯堂《证治准绳》

《回春》：明·龚廷贤《万病回春》

《金匮》：东汉·张仲景《金匮要略》

《济急方》：日本幕府御医《广慧济急方》

《史·赵世家》：西汉·司马迁《史记·赵世家》

《正义》：唐·张守节《史记正义》

《鸡峰方》：南宋·张锐《鸡峰普济方》

《别录》：《名医别录》

《本事》：宋·许叔微《普济本事方》

《金鉴》：清·吴谦《医宗金鉴》

《古方选注》：清·王晋三《绛雪园古方选注》

《正传》：明·虞抟《医学正传》

《三因方》：宋·陈言《三因极一病证方论》

《续易简》：南宋·施发《续易简方论》

《衍义》：北宋·寇宗奭《本草衍义》

《偶得》：清·虞兆潍《天香楼偶得》

《人镜经》：《脏腑证治图说人镜经》

《图经》：北宋·王惟一《铜人腧穴针灸图经》

《明堂经》：《黄帝明堂经》

《从新》：清·吴遵程《本草从新》